RELATION

D'UNE

ÉPIDÉMIE

DE BRONCHITE CAPILLAIRE.

RELATION

D'UNE

ÉPIDÉMIE

DE BRONCHITE CAPILLAIRE,

OBSERVÉE A L'HOTEL-DIEU DE NANTES,

EN 1840-41;

PAR MM. MAHOT, BONAMY, MARCÉ ET MALHERBE,

DOCTEURS-MÉDECINS,

MÉDECINS-SUPPLÉANTS A CET HOPITAL.

NANTES,

IMPRIMERIE DE CAMILLE MELLINET.

1842.

RELATION

D'UNE

ÉPIDÉMIE

DE BRONCHITE CAPILLAIRE,

OBSERVÉE A L'HOTEL-DIEU DE NANTES,

EN 1840-41;

PAR MM. MAHOT, BONAMY, MARCÉ ET MALHERBE,

DOCTEURS-MÉDECINS,

MÉDECINS-SUPPLÉANTS A CET HOPITAL.

CHAPITRE PREMIER.

HISTORIQUE.

On a donné le nom de fièvres catarrhales épidémiques, à certaines affections fébriles avec fluxion vers les organes pulmonaires, affections nées sous l'influence d'un principe miasmatique inconnu, dont l'action est ordinairement favorisée par des variations brusques de température, et qui sévissent dans le même moment sur la majeure partie d'une population.

Pour peu qu'on ouvre l'histoire des épidémies qui, d'âge en âge sont venues dépeupler l'univers, on sera étonné de voir figurer en si grande proportion les affections catarrhales; aussi, la description détaillée de ces diverses épidémies demanderait à elle seule un travail étendu que ne comportent point les bornes de ce Mémoire.

D'ailleurs, les recherches historiques faites à l'occasion d'une maladie, ne peuvent offrir de l'intérêt que lorsqu'il s'agit d'une affection morbide, rare, dont on ne trouve dans la science que quelques faits isolés et qui n'ont jamais été rassemblés en faisceau. On conçoit qu'il est alors indispensable de réunir tous ces faits, de les comparer entre eux, de les généraliser, et que c'est là le seul moyen de fixer le diagnostic, le pronostic, et le traitement d'une maladie encore inconnue.

Nous nous serions donc abstenus de tout aperçu historique, et nous aurions immédiatement abordé de front notre sujet, si, relativement à la bronchite capillaire suffocante, objet principal de ce travail, nous ne nous étions trouvés précisément dans le cas auquel nous venons de faire allusion; en effet, cette maladie fort rare a, jusqu'ici, été peu étudiée; son histoire, surtout celle de la bronchite capillaire, considérée chez l'adulte, est encore fort imparfaite; les documents qui s'y rapportent, et qui se trouvent épars dans les annales de la science, sont peu nombreux, incomplets, quelquefois même contradictoires.

MM. Delaberge et Monneret, dans le paragraphe de l'article Bronchite, qu'ils ont consacré à l'inflammation aiguë des petites bronches, expriment à ce sujet une opinion conforme à la nôtre.

« La bronchite capillaire, disent-ils, n'a point notablement fixé l'attention des pathologistes, et c'est à l'aide de quelques indications éparses et incomplètes que l'on rencontre çà et là dans les traités de médecine, qu'il faut entreprendre la description de cette maladie grave. »

En cet état de choses, quelques recherches historiques nous ont semblé nécessaires, et, pour qu'il soit possible d'apprécier les différences qui séparent la bronchite capillaire de la plupart des fièvres catarrhales ordinaires, nous avons cru devoir tracer ici un aperçu rapide des principaux traits qui ont caractérisé les grandes épidémies catarrhales, dont l'histoire médicale a conservé le souvenir.

Mais, comme il est indispensable, pour établir un jugement, de connaître les termes de comparaison qui doivent servir à l'asseoir, nous nous bornerons, pour le moment, à cet aperçu, et nous réserverons à plus tard la discussion des opinions émises par les auteurs anciens et modernes sur la maladie qui fait le sujet de ce Mémoire; alors aussi, nous chercherons à établir un parallèle entre leurs descriptions et la nôtre.

C'est seulement en 1580 que, pour la première fois, on trouve dans les annales de la science la description un peu détaillée d'une épidémie catarrhale; cette maladie fut extrêmement grave et remplit alors l'Europe de tristesse et de deuil.

D'après Sennert, la maladie débutait par une douleur de tête, propension au sommeil; quelquefois, au contraire, insomnie; ensuite, il survenait une toux sèche avec douleur dans la région diaphragmatique, âpreté à la gorge, cardialgie, difficulté de la respiration, et quoique la toux, qui était violente, ne durât pas long-temps, cependant l'oppression subsistait jusqu'au 14.e jour. Ceux à qui il survenait des sueurs guérissaient vers le 30.e ou 40.e jour. Chez d'autres, la matière morbifique s'évacuait par les selles et par les urines.

En Allemagne, on observa avec le catarrhe beaucoup de rougeoles et de petites-véroles; le gonflement des parotides fut très-fréquent. La maladie était mortelle chez les vieillards. On la nommait catarrhe suffocant, fièvre et ardeur suffocative.

Satius Diversus remarque que les oiseaux ressentaient l'influence du miasme, car ils abandonnèrent les pays où l'épidémie se déclarait; ceux de passage partirent plus tôt, et ceux qui dorment la nuit dans des lieux bas, allaient se coucher dans des endroits plus élevés. Les animaux mêmes qui se nourrissent d'herbes et de feuilles, prenaient dégoût pour ces pâtures qui, vraisemblablement étaient altérées par quelque vice de l'air.

En Languedoc, pendant les mois d'avril et de mai, il était sorti de terre une quantité si prodigieuse d'insectes, qu'ils obscurcissaient l'air et qu'on les écrasait par millions sur les routes.

En 1590, il régna en Italie une épidémie catarrhale

cruelle. C'était une fièvre très-aiguë, avec toux et coryza; presque tous les malades tombaient dans un délire frénétique et mouraient le 8.e ou le 12.e jour. Dans la seule ville de Rome, plus de 6000 personnes succombèrent en un an à cette maladie.

Sydenham et Etmuller nous ont conservé la relation d'une épidémie catarrhale, survenue en 1676.

Dans cette épidémie, dont les symptômes étaient en général analogues à ceux qu'on observait en 1580, quelques malades étaient pris tout-à-coup d'une extinction de voix, avec une respiration tellement embarrassée qu'elle semblait les menacer de suffocation. L'oppression était si forte, qu'ils ne pouvaient tousser; mais, heureusement, elle ne tardait pas à cesser; dès-lors, la respiration devenait plus libre, la toux revenait, et l'enrouement cessait peu à peu.

Dans l'hiver de 1691, après un froid rigoureux, il régna en Styrie, d'après Adam Libenwalt, un catarrhe épidémique caractérisé par un sentiment de suffocation, une toux férine, une expectoration de matières cuites, parfois sanguinolentes, sanieuses et fétides.

En décembre 1699, se développa à Breslau une fièvre catarrhale, dont Haller a publié la description. Dans cette maladie, le danger était très-grand, lorsqu'il survenait une angine avec des aphtes; il y avait fièvre, céphalalgie, bourdonnement d'oreille et dyspnée.

Dans l'année 1709, l'hiver fut rigoureux; les saisons extrêmement désordonnées; on vit survenir une épidémie catarrhale intense et très-étendue. Selon Lancisi, qui a décrit cette maladie, elle ne s'accompagnait pas d'une très-grande oppression. Il mourut un sixième des malades. L'ouverture des cadavres fit voir la poitrine enflammée jusqu'au diaphragme, et des concrétions polypeuses dans les gros troncs veineux du cœur.

Les fièvres éruptives étaient alors très-fréquentes ; la maladie se jugeait souvent par des écoulements d'oreille et des parotides.

En 1729, épidémie générale en Europe; l'hiver de 1728 avait été très-froid, les trois premières saisons de 1729, d'une intempérie remarquable ; l'hiver de 1729, très-mouillé. Cette épidémie fut très-meurtrière à Londres. Dans une seule semaine, il y mourut 908 malades. On nota, pendant l'été, beaucoup de varioles, de la toux, de l'oppression, de la céphalalgie, douleurs des membres, faiblesse, vertiges, délire, coryza, éternuement.

En 1733, on observa une épidémie de catarrhes qui exerça son influence à peu près sur l'universalité du monde connu, et qui atteignit, non-seulement les hommes, mais les animaux.

En Angleterre, dit Huxham, tous les états et les deux sexes en furent atteints; son invasion était marquée par des horripilations suivies de chaleur vague et récurrente, l'enchifrènement, des éternuements excessifs, des douleurs générales ; ensuite survenait une toux fatigante, qui provoquait une excrétion de mucosités claires et âcres ; la fièvre s'allumait, le pouls était fréquent et mou, la langue se couvrait d'un mucus blanchâtre ; à ces symptômes se joignaient l'insomnie, les vertiges, une céphalalgie violente accompagnée parfois d'un léger délire, de tintement d'oreilles et de douleurs aiguës dans le méat auditif, où il se formait assez souvent un abcès. Souvent aussi des aphtes et des apostêmes survinrent dans la bouche. La maladie se jugeait par les sueurs ou par les urines le deuxième ou troisième jour ; quelquefois, elle se prolongeait pendant un ou deux septénaires.

Selon Crivelli, l'affection catarrhale dégénéra souvent, dans l'Italie, en catarrhe suffocant, en pleurésie, pulmonie, vomique, etc. Elle fut mortelle pour les enfants et les vieillards. L'illustre de Jussieu, dans une thèse qu'il soutint à Paris, en 1733, remarque qu'il y eut des malades dont les gencives, les glandes salivaires, les parotides et les testicules devenaient le siége d'un gonflement considérable.

Cette épidémie, en progressant vers le sud-ouest, continua à sévir pendant les années 1734-1735-36 et 37.

En Pologne, d'après Médérus, on remarqua, avec une grande oppression de poitrine, une expectoration de crachats visqueux, crus salivaires, qui devenaient bientôt jaunâtres.

En 1737, la maladie reparut en Angleterre avec les mêmes symptômes, seulement ils étaient plus graves ; on observait souvent des angines, des gonflements, des glandes parotides et maxillaires ; plusieurs malades éprouvaient une grande douleur à la région lombaire, ce qui était d'un fâcheux prognostic ; car elle était suivie d'une vive oppression précordiale, d'une fièvre ardente, et souvent d'une grave péripneumonie.

En 1743, au mois de mars, une épidémie catarrhale se déclara en France; on lui donna le nom de grippe. L'illustre Sauvages en a laissé une courte description. Les malades étaient pris d'une toux sèche, de céphalalgie, de douleurs dans tous les membres, avec fièvre éphémère. L'expectoration se déclarait le cinquième jour, et la maladie était jugée. Les vieillards étaient attaqués beaucoup plus vivement, et aux symptômes précédents se joignait un sifflement de poitrine, avant-coureur de la mort, qui survenait le neuvième ou le onzième jour; les poumons étaient alors gangrenés et gorgés de sang.

En 1762, épidémie très-étendue; la maladie s'annonçait par une grande douleur de tête, lassitude, anorexie, frisson; il survenait une toux sèche, de la soif; la céphalalgie s'aggravait, le sommeil était interrompu, la langue se chargeait d'un mucus épais et blanchâtre. La crise la plus commune avait lieu au bout de trois jours par l'expectoration de matières cuites, quelquefois par les sueurs ou les évacuations alvines.

A Londres, le catarrhe n'épargna personne; il dégénéra souvent en péripneumonie, et souvent aussi on observa une angine presque suffocante.

En 1775 apparut en Europe une des plus célèbres épidémies catarrhales dont on ait conservé le souvenir. Cette épidémie, à laquelle on donna le nom d'*influenza*, attaqua indistinctement les hommes et les animaux. La maladie était caractérisée par les symptômes suivants: frissons vagues, lassitudes générales, coryza, céphalalgie, toux incessante, mais de peu de durée, sécrétion abondante de matière âcre par les narines, pouls fréquent, ni dur ni tendu, langue humide et blanche, somnolence; au bout de trois ou quatre jours, crises par les sueurs ou les urines. Selon Stoll, l'épidémie catarrhale s'accompagna souvent de symptômes gastriques ; Vandermonde remarqua fréquemment des écoulements d'oreille, des aphtes dans la gorge.

Saillant note la toux convulsive, les crachats sanguinolents.

En 1779 et 1780, régna une fièvre catarrhale que l'on appela la follette, la coquette, la grenade, la générale. Cette fièvre se terminait ordinairement en deux ou trois jours; chez certains malades, elle dégénéra en fluxion de poitrine et en catarrhe suffocant; chez d'autres, elle s'accompagna d'écoulements d'oreilles, quelquefois très-fétides.

En 1800, on observa, à Lyon, pendant novembre et décembre, une épidémie catarrhale décrite par Gilibert. Cet auteur note des crachats puriformes qui, dans deux ou trois cas, ne furent pas critiques.

En 1802, se développa une épidémie de catarrhes, dont les symptômes généraux étaient des frissons irréguliers, une douleur de tête fixe, courbature, anorexie, langue blanchâtre, recouverte d'un enduit muqueux, pouls fébrile, fréquent et serré jusqu'à la terminaison de la maladie, qui avait lieu ordinairement le troisième jour par des sueurs. Quelquefois, le catarrhe devint suffocant, surtout chez les vieillards, ou par suite d'écarts de régime. Cette transition s'annonçait généralement par un sentiment de pesanteur très-grave sur la poitrine, anxiété extrême, sifflement des bronches; les forces manquaient tout-à-coup, la décomposition des traits était rapide, et une congestion subite dans les poumons portait une mort non moins prompte. Enfin, en 1837, nous avons eu nous-mêmes occasion d'observer, sous le nom de grippe, une affection catarrhale remarquable, et par le grand nombre de personnes qui en ont été atteintes, et par les suites fâcheuses qui en sont résultées plus tard pour beaucoup des malades qui en avaient été affectés.

En terminant ces recherches historiques, il est quelques points principaux sur lesquels nous désirons appeler spécialement l'attention. Ainsi, nous signalerons, en premier lieu, la coïncidence à peu près constante des épidémies catarrhales et des affections cutanées. Presque toujours les auteurs ont noté l'existence de rougeoles, de scarlatines et de varioles régnant et se développant en même temps que la fièvre bronchique.

Il semblerait qu'en raison de la sympathie étroite qui unit la peau aux membranes muqueuses, ce fût le miasme productif de la maladie cutanée qui, sous l'influence de certaines conditions atmosphériques, abandonnerait le tégument extérieur, pour porter au moins une partie de son action sur les muqueuses, et spécialement sur la muqueuse bronchique.

Les otites et les écoulements muqueux par les oreilles, ainsi que le gonflement des parotides, ont été aussi fréquemment observés pendant les affections catarrhales.

Presque dans toutes les épidémies, il est fait mention de bronchite suffocante attaquant spécialement les vieillards et les enfants, et leur devenant généralement funeste ; mais, malheureusement, dans la grande majorité des cas que nous avons mentionnés, nous n'avons pu trouver de détails suffisants pour acquérir une idée bien exacte du caractère et de la physionomie de la maladie.

L'affection nous a paru avoir été généralement de très-courte durée, s'accompagnant d'une expectoration de crachats crus, glaireux, quelquefois sanguinolents. Lorsque ces crachats devenaient opaques, cuits, alors, pour l'ordinaire, la maladie était jugée et s'amendait.

Nous ne devons pas oublier cependant que, dans deux épidémies, nous avons vu noter l'expectoration de crachats opaques et puriformes : 1.° dans l'épidémie qui régna en Styrie, en 1791, Adam Libenwaldt observa, avec une suffocation extrême, une expectoration de matières cuites, parfois sanieuses et fétides ; 2.° en 1800, dans la description de l'épidémie qui se développa à Lyon, Gilibert fait mention de crachats puriformes. En résumé, la plupart des épidémies catarrhales, pour la nature de la maladie et des symptômes, nous semblent se rapprocher beaucoup de la grippe qui régna en 1837. Les symptômes généraux dominent les symptômes locaux, et, lorsque ceux-ci s'exaspèrent, l'affection se transforme en péripneumonie avec expectoration sanguinolente, ou en catarrhe suffocant, caractérisé par une dyspnée très-grande, mais se dissipant ordinairement rapidement, attaquant presque exclusivement les enfants et les vieillards, et s'accompagnant, dans la plupart des cas, de symptômes spasmodiques, de respiration sifflante et d'expectoration crue.

Nous ne terminerons pas ce premier chapitre sans

rappeler les angines avec formation d'ulcérations aphteuses dans l'arrière-bouche, qui furent fréquemment observées.

Enfin, nous n'oublierons pas que, dans l'épidémie décrite par Lancisi, en 1709, l'ouverture des cadavres montra la poitrine enflammée jusqu'au diaphragme, et des concrétions polypeuses dans les gros troncs veineux.

CHAPITRE II.

FAITS PARTICULIERS.

Toutes les fois que nous avons eu l'occasion d'observer fréquemment une maladie, d'étudier les symptômes qui la caractérisent, les lésions cadavériques qui l'accompagnent, les complications qu'elle affecte le plus souvent; lorsque nous avons encore présent à l'esprit le tableau qu'elle nous a offert, alors tous les travaux scientifiques qui s'y rattachent acquièrent à nos yeux une grande importance. Nous lisons avec avidité les descriptions qui nous en sont faites, le plus petit détail devient intéressant; nous sommes curieux de savoir sous quel point de vue l'auteur a envisagé la maladie, et nous le suivons sans fatigue dans tous les raisonnements qu'il nous fait, dans toutes les théories qu'il nous donne à l'appui de son opinion.

Afin de remplacer, autant qu'il nous est possible, mais cependant d'une manière bien incomplète, cette observation directe des maladies, il nous a paru convenable, avant de commencer l'histoire de la bronchite capillaire suffocante, de présenter quelques observations de cette affection.

Au milieu du grand nombre de faits que nous avons à notre disposition, nous avons choisi d'abord ceux qui nous ont offert la maladie dans toute sa simplicité, ensuite ceux dans lesquels la bronchite capillaire, tout en conservant sa physionomie propre, s'est compliquée d'une autre affection.

Nos observations seront donc naturellement divisées en deux groupes principaux :

1.° Bronchite capillaire suffocante simple.

2.° Bronchite capillaire suffocante compliquée.

Nous ferons remarquer ici que les cas dans lesquels les malades ont succombé étant ceux qui nous ont présenté le tableau le plus complet de la bronchite capillaire, puisque nous y trouvons des symptômes plus tranchés, et que l'autopsie vient ensuite nous montrer les lésions anatomiques, causes ou effets de ces symptômes, ce sont eux naturellement que nous avons dû choisir.

OBSERVATION PREMIÈRE.

Salle 9, N.° 13. (Service de M. Malherbe.)

Bronchite capillaire avec exacerbations très-prononcées. Mort. Caillots fibrineux dans le cœur droit et les troncs veineux. Rougeur des bronches. Pneumonie lobulaire. Emphysème des poumons.

Rivasseau, Louis, fusilier au 20.e de ligne, entra le 4 février à l'Hôtel-Dieu.

Depuis 5 à 6 jours, oppression, toux fréquente, expectoration abondante de mucus clair et transparent, céphalalgie, soif vive, anorexie, diarrhée, conjonctives injectées, teinte violacée de la peau et des muqueuses, pouls fréquent, peau chaude, voix enrouée, presque éteinte.

Auscultation, râle sous-crépitant mêlé de râle muqueux dans toute l'étendue de la poitrine, sonoreité normale (*saign. bras*).

Le 5, *nouvelle saignée.*

10. La céphalalgie et la fièvre continuent, l'expectoration a pris l'aspect de mucus purulent, l'auscultation donne les mêmes résultats que ci-dessus.

Le 11. *Saign. bras. Looch blanc avec kermès 40 centig.*

12. *40 sangsues sur le sternum.*

14 et 15. *Deux nouvelles saignées.*

18. *Un vésicatoire sur le sternum*; le malade semble un peu mieux, il demande à manger.

Le 21, la dyspnée est plus forte, les autres symptômes ont repris leur première intensité, un peu de diarrhée. (*Pot. gom. avec laudan. 24 gouttes;* on cesse le kermès.)

22. La veille au soir, accès violent de dyspnée, qui cesse après l'administration d'une potion éthérée.

Selon la sœur, depuis plusieurs jours, on observerait chez ce malade un frisson vers les quatre heures de l'après-midi; pendant la nuit, sueur abondante.

Potion avec { *sulfate de quin. . . 1 gramme.*
{ *acét. d'ammoniaque. 2 grammes*, etc.

Dans la soirée, accès plus fort que la veille, suffocation très-grande.

23 au matin, sueur et respiration plus libre. (*Même prescription.*)

Le soir, accès encore plus intense que le précédent.

24 au matin, dyspnée extrême, cyanose complète, pouls excessivement fréquent et dépressible. (Prescription : *même potion ; lavem. avec sulfate de quinine.*) Le malade meurt avant l'administration de ces remèdes.

AUTOPSIE 48 HEURES APRÈS LA MORT.

Organes respiratoires. Des mucosités purulentes s'écoulent de la glotte avant qu'on ait ouvert la cavité du larynx. Elles sont tout à fait semblables à la matière de l'expectoration pendant la vie. Le larynx, la trachée et les bronches sont remplies de ce même liquide, qui devient de plus en plus spumeux à mesure qu'on ouvre des tuyaux aériens plus petits. La muqueuse du larynx est d'une couleur rose assez prononcée et même violacée sur quelques points. Dans sa moitié antérieure, érosions notables, recouvertes et entourées d'une exsudation pseudo-membraneuse, mince, peu adhérente.

La rougeur augmente d'intensité dans la trachée et les bronches ; elle est tout à fait éclatante dans les petits tuyaux bronchiques.

Les poumons, à l'ouverture de la poitrine, ne reviennent pas sur eux-mêmes ; leur pesanteur spécifique serait plutôt diminuée qu'accrue. La moitié postérieure de ces organes contient beaucoup plus de sang que l'antérieure, qui est plus blanche que dans l'état normal. En coupant le tissu pulmonaire, il semble qu'il contienne une grande quantité de tubercules disséminés; mais on s'aperçoit que les parties blanches sont de petits noyaux de pneumonie lobulaire, très-nombreux et séparés les uns des autres par des portions de poumon emphysémateuses. L'emphysême paraît à la fois interlobulaire et cellulaire. Les portions indurées dominent surtout vers le bord postérieur des deux poumons. Quand on presse entre les doigts un lambeau de tissu pulmonaire, il s'en écoule un liquide spumeux blanc.

Système circulatoire. Cœur volumineux, distendu par le sang, son tissu n'offre aucune altération. Les cavités droites sont remplies par un caillot fibrineux enchevêtré entre les colonnes charnues, et qui se prolonge dans l'artère pulmonaire qu'il remplit, ainsi que dans ses divisions où il est en partie fibrineux, en partie cruorique. Le caillot de l'oreillette se continue dans les veines caves supérieures et inférieures; là il est entremêlé avec des portions cruoriques: on peut le suivre sans interruptions jusqu'à la terminaison des jugulaires, dans les veines du plis du bras, puis dans les iliaques, fémorales, etc. Les cavités gauches contiennent un caillot analogue, qui se continue dans les veines pulmonaires et dans l'aorte.

Le foie et les reins sont gorgés de sang noir.

OBSERVATION DEUXIÈME.

Salle 15, N.° 37. (Service de M. Fouré, recueillie par M. Mahot.)

Bronchite capillaire suffocante, à la suite d'une rougeole emphysème pulmonaire, caillot obstruant l'oreillette droite et les veines caves.

Lemen (Joseph), 22 ans, 72.e de ligne, habituellement d'une bonne santé, entra à l'Hôtel-Dieu dans les premiers jours de janvier 1841.

Il était atteint d'une rougeole compliquée de bronchite assez intense, toux fréquente, expectoration de crachats muqueux, à l'auscultation, râle muqueux, bien marqué. *Régime émollient, peu d'aliments, boissons adoucissantes.*

L'éruption de la rougeole suivit sa marche ordinaire, et le malade aurait été convalescent, si les symptômes de bronchite n'eussent persisté.

Les 15, 16 et 17 janvier, sans cause connue, on observa des accès de dyspnée très-prononcés. Pendant ces accès, oppression extrême, face violacée, mouvements respiratoires précipités, sans douleurs aiguës en aucun point de la poitrine. Au bout de 5 à 6 minutes, tous les accidents diminuaient et disparaissaient complétement. Cet état d'oppression se reproduisait plusieurs fois dans la journée.

Le 19 au matin, à la visite, rien de particulier. Le soir, dyspnée extrême, anxiété très-grande, facies altéré, teint cyanosé, impossibilité de conserver le décubitus horizontal, mouvements respiratoires précipités, peau froide, pouls très-accéléré, très-dépressible et très-petit. — *Deux vésicatoires aux jambes.*

Dans la nuit, la dyspnée persiste au même degré.

Le 20, au matin, oppression de plus en plus considérable, augmentant et devenant suffocante, sitôt que le malade fait le moindre mouvement. Décubitus dorsal un peu relevé. Décubitus latéral impossible. Face cyanosée, altérée, yeux saillants, connaissance complète, voix faible, respiration courte, précipitée, pouls très-accéléré, très-petit, dépressible, extrémités froides, peau couverte d'une sueur visqueuse.

A l'auscultation, battements du cœur fort petits, ne s'accompagnant d'aucun bruit anormal appréciable. Dans toute la partie antérieure de la poitrine bruit d'inspiration un peu faible, râle muqueux, bruit expiratoire bien plus prononcé, rude, sensation de froissement bien marqué.

A la partie postérieure, bruit expiratoire presque nul, râle muqueux pendant l'inspiration.

Percussion, son clair en avant, un peu plus obscur en arrière. — *Un vésicatoire sur le thorax.*

Potion avec	*eau*	*gram.*	LX.
	kermès	*décigr.*	IV.
	teinture de musc . . . }	*āā g.*[les]	XII.
	teinture de castoreum. }		
	sirop de gomme	*gram.*	XXX.

Mort dans la soirée.

Autopsie.

Cavité pectorale. Poumons libres d'adhérence, volumineux, très-pâles et très-crépitants dans leur partie antérieure. Aucun épanchement séreux dans la cavité des plèvres.

Dans toute la moitié antérieure des poumons, emphysème très-prononcé, cellules dilatées, au point de devenir très-appréciables, et d'acquérir, dans quelques endroits, le volume d'un grain de millet.

Epanchement d'air dans le tissu cellulaire interlobulaire et sous-pleural.

Dans la moitié postérieure des deux poumons, plus de traces d'emphysème, tissu légèrement engoué, mais cependant partout crépitant.

Bronches grosses et petites remplies de mucosités puriformes, muqueuse bronchique injectée d'un rouge violacé.

Cœur volumineux. Le péricarde est sain et ne renferme pas de sérosité.

Le ventricule gauche, un peu dilaté, contient du sang noir demi-fluide, non fibrineux.

Dans l'oreillette gauche, caillot fibrineux, dense, non adhérent, orifices auriculo-ventriculaires et ventriculo-aortiques libres.

Le ventricule droit, notablement dilaté, est gorgé d'un sang noir, ayant la consistance et l'apparence d'une gelée de groseilles.

L'oreillette droite est remplie, en totalité, par un volumineux caillot fibrineux, très-dense, d'un blanc jaunâtre, fortement enchevêtré entre les colonnes charnues, et se prolongeant dans toutes les veines qui viennent aboutir à l'oreillette.

Valvules et orifices des cavités droites parfaitement sains.

Le foie et la rate n'offrent rien à noter.

Les intestins ne sont pas ouverts.

OBSERVATION TROISIÈME.

Salle 15, N.° 35. (Service de M. Fouré, recueillie par M. Mahot.)

Bronchite capillaire suffocante, survenue pendant la durée d'un catarrhe ordinaire. — Emphysème pulmonaire. — Rougeur des bronches. — Caillot fibrineux dans les cavités droites du cœur.

Asfaux (Jean), 72.e de ligne, 30 ans, entra à l'Hôtel-Dieu, le 10 février 1841.

Vers le 25 de janvier, ce militaire, habituellement d'une bonne santé, fut atteint d'une bronchite simple, et cependant assez intense pour qu'on lui accordât une exemption de service. Le 7 février, il fut pris tout-à-coup d'une oppression extrême, sans douleur vive dans aucun point de la poitrine. Cette oppression continua le 8, le 9 et le 10. Le malade fut apporté à l'hôpital. Le 10, *saignée de bras* parfaitement supportée.

Durant la nuit, dyspnée un peu moindre; tranquillité. Sang médiocrement couenneux.

Le 11, matin, dyspnée très-forte, teint cyanosé, anxiété très-vive, décubitus sur le côté gauche, toux fréquente, crachats abondants, muqueux, jaunâtres, épais, pas de douleurs en aucun point de la poitrine, mouvements respiratoires très-accélérés.

A la percussion, son clair dans toute la poitrine.

A l'auscultation, en avant et en arrière, râle sous-crépitant, abondant dans l'inspiration ; en arrière, bruit expiratoire très-fort, rude et sonore.

Pouls accéléré, serré, peu développé ; facultés intellectuelles intactes ; aucun symptôme morbide du côté des voies digestives.

Cat. sinap. aux pieds : saignée de bras.

Pendant la saignée, syncope. On ne peut tirer que 60 gram. de sang non-couenneux, fort riche.

Le 12, même dyspnée, mêmes phénomènes fournis par l'auscultation et la percussion ; état de demi-asphyxie, crachats muqueux, épais, verdâtres, très-abondants ; leur expectoration ne soulage pas le malade.

Anxiété très-grande, pouls fort petit, accéléré, très-dépressible, de temps en temps quelques mouvements spasmodiques dans les bras.

Sinapismes, potion anti-spasmodique.

13. Oppression de plus en plus forte ; crachats abondants. Le pouls semble un peu plus développé. *Même prescription.*

14, au matin, même état. On ausculte de nouveau le malade, et l'on retrouve toujours les mêmes phénomènes.

Mort subitement à 7 heures du soir.

Autopsie, 20 *heures après la mort.*

Cavité pectorale. — Au moment où l'on ouvre la poitrine, les deux poumons font hernie par l'ouverture.

Plèvres saines, ne contenant pas de sérosité.

Les deux poumons, très-volumineux, fort légers, surnagent presque entièrement sur l'eau. Lorsqu'on les presse entre les doigts, on éprouve la même sensation qu'en maniant un oreillet de plumes, neuf et bien plein. (*Laennec.*) Ils offrent une couleur d'un gris blanchâtre, parsemé de taches bleues.

A leur surface, on distingue les vésicules pulmonaires dilatées, grosses comme des grains de millet; quelques-unes, comme des grains de chenevis. Cette dilatation des vésicules est très-marquée sur le bord des poumons, et surtout sur le bord postérieur.

Tissu pulmonaire très-crépitant, très-sec, contenant fort peu de sang et de sérosité.

Epanchement d'air dans quelques espaces interlobulaires.

Muqueuse de la trachée artère et des bronches, rouge et injectée. Ces canaux sont remplis de mucosités purulentes.

Dans le péricarde, pas de sérosité.

Volume du cœur à peu près normal.

Cavités droites entièrement occupées par un caillot volumineux, dense, en partie fibrineux, en partie cruorique. Toutes les parties fibrineuses du caillot sont adhérentes et enchevêtrées fortement entre les colonnes charnues. Le caillot de l'oreillette envoie dans les veines caves des prolongements considérables, qui pénètrent dans les divisions de ces veines.

Le caillot du ventricule se prolonge dans l'artère pulmonaire; arrivé à la bifurcation de cette artère, il se divise, et on le retrouve jusque dans les poumons obstruant les rameaux artériels.

Endocarde sain; rien de morbide aux valvules.

Foie sain.

Rate fort petite, assez dense.

OBSERVATION QUATRIÈME.

Salle 15, n.° 45. (Service de M. Fouré, recueillie par M. Mahot.)

Bronchite capillaire suffocante. Mort. Emphysème du poumon. Injection des bronches. Caillots fibrineux dans les cavités droites et les gros troncs veineux.

Ledoux (Denys), fusilier, 20.e de ligne, 22 ans, entra à l'Hôtel-Dieu le 7 février 1841.

Depuis le 20 janvier, ce militaire éprouvait les symptômes d'une bronchite simple, qui ne l'empêchait pas de faire son service, lorsque, le 4 février, il fut pris tout à coup d'une oppression très-forte, qui, loin de diminuer, s'est au contraire aggravée et a nécessité l'entrée du malade à l'hôpital.

Le 8, à la visite, anxiété très-grande, teint cyanosé, dyspnée intense; par moments, orthopnée; point de douleur vive ni circonscrite dans une partie de la poitrine, toux fréquente, expectoration de crachats mucoso-purulents, pouls très-accéléré, assez développé, peu résistant. *Saignée de bras.*

9 février, même état, sang un peu couenneux. *Saignée de bras.*

10. Pouls plus accéléré, dépressible, dyspnée extrême, cyanose plus marquée.

Potion avec { *Eau. . . . . . . 60 grammes.*
Teint. de castoreum } *aa 12 gouttes.*
Elixir parrégorique }
Sirop de bourache. . 30 grammes.

Un vésicatoire à une jambe.

11 février. A l'auscultation : dans toute la poitrine, bruit respiratoire s'accompagnant de râle, sous-crépitant dans l'inspiration, sibilant et sonore dans l'expiration, battements du cœur sourds sans aucuns bruits anormaux, peut-être sont-ils couverts par le bruit des râles pulmonaires; son clair partout à la percussion, cyanose très-prononcée, pouls très-accéléré, fort dépressible, aucun symptôme morbide du côté des voies digestives.

Même potion. — Vésicatoire sur la poitrine.

12, même état. — *Même prescription.*

14, peau couverte d'une sueur visqueuse, oppression extrême, pouls à peine sensible, très-accéléré, connaissance complète, crachats mucoso-purulents fort abondants, bruits respiratoires, les mêmes que les jours précédents.

Mort à trois heures de l'après-midi.

Autopsie, 22 heures après la mort.

Cavité pectorale. Des deux côtés adhérences pleurétiques filamenteuses, denses et fibreuses.

Poumons volumineux, très-légers. A leur surface, sur un grand nombre de points, vésicules pulmonaires dilatées, parfaitement distinctes. Dans quelques endroits, emphysême interlobulaire.

Les portions emphysémateuses sont d'un gris blanchâtre; les autres d'une couleur rosée.

De nombreux lobules, parfaitement circonscrits, font saillie à la surface des poumons.

Dans les lobes inférieurs, tissu pulmonaire en général fort crépitant, grosses veines gorgées de sang à demi-coagulé, très-noir, quelques lobules hépatisés au second degré (hépatisation rouge), non crépitants, friables, parfaitement distincts du tissu qui les environne.

Dans les deux lobes supérieurs, lobules hépatisés très-nombreux, quelques-uns rouges, la majeure partie grisâtres. Lors même que plusieurs de ces lobules se trouvent groupés les uns auprès des autres, ils restent néanmoins fort distincts et séparés les uns des autres par des cloisons de tissu cellulaire sain.

Muqueuse de la trachée et des bronches rouge, partout très-enflammée et très-injectée.

Le péricarde sain ne renferme pas de sérosité.

Cœur volumineux.

Cavités droites remplies par un caillot qui occupe l'oreillette et le ventricule. Ce caillot est en grande partie blanc, fibrineux, homogène, dense, enchevêtré entre les colonnes charnues de l'oreillette et du ventricule. La portion qui occupe l'oreillette se continue dans les deux veines caves et jusque dans les divisions de ces veines.

Le caillot ventriculaire envoie dans l'artère pulmonaire un prolongement qui, parvenu à l'endroit où l'artère se bifurque, se divise comme elle et se prolonge dans les poumons.

Partout, l'endocarde est dans l'état normal.

Foie sain.

Rate peu volumineuse, assez dense.

Tube intestinal sain.

OBSERVATION CINQUIÈME.

Salle 16, n.° 38. (Service de M. Mahot.)

Scarlatine. Bronchite capillaire suffocante. Mort. Emphysème pulmonaire. Pneumonie lobulaire. Caillots fibrineux dans le cœur et les gros vaisseaux. Rougeur des bronches.

Desvaux, Jean, fusilier au 72.e de ligne, âgé de 23 ans, entra à l'Hôtel-Dieu dans les derniers jours de janvier, atteint d'une fièvre scarlatine, la maladie n'offrait rien de remarquable; il y avait un peu de toux et de mal de gorge, lorsque, dans les premiers jours de février, l'éruption disparut brusquement à la suite d'une exposition imprudente à l'air froid. Immédiatement, les symptômes s'aggravèrent, il survint de l'oppression, du délire, et une fièvre très-forte. Un vésicatoire fut placé à la jambe, des boissons sudorifiques furent administrées, on appliqua des sinapismes sur la peau; rien ne put rappeler l'éruption.

3 février, face pâle, décubitus dorsal, oppression très-marquée, respiration courte, accélérée, expectoration mucoso-purulente très-abondante, douleur en aucun point de la poitrine, toux très-fréquente.

A l'auscultation: partout respiration mélangée de râle sous-crépitant, de râle sonore et de râle sibilant. Les râles sonores et sibilants sont plus prononcés à gauche, le râle sous-crépitant à droite. Pouls très-accéléré, peu développé, dépressible, langue humide, abdomen indolent, un peu de diarrhée, rêvasserie pendant la nuit. *Soupe de lait, tisanne de gomme, looch blanc.*

5, même état. *Un vésic. sur le thorax. Looch avec kermès* 32 *centig.*

6, selles nombreuses, oppression la même, pouls très-accéléré. Le vésicatoire est tombé sans avoir pris.

7, oppression un peu moindre, expectoration muqueuse très-abondante. On a supprimé la potion avec le kermès, cependant il est resté un peu de diarrhée, abdomen indolent.

8, *frictions sur la poitrine avec pommade d'Autenrieth* 8 *grammes.*

9, mêmes signes sthétoscopiques; à la percussion, pas de matité. *Même prescription.*

Dans la soirée, la dyspnée augmente, suffocation imminente. L'élève de garde trouve le pouls dur et développé; il pratique *une saignée de bras de* 450 *grammes* L'oppression diminue un peu, mais le pouls tombe considérablement.

10, matin, sang nullement couenneux, caillot volumineux, mais peu dense; pouls très-accéléré, très-petit, très-dépressible, oppression comme les jours précédents, affaissement, mort à midi.

Autopsie 24 *heures après la mort.*

Cavité pectorale. Pas d'épanchement pleurétique. Poumons complétement libres d'adhérences, volumineux; en avant, d'un gris blanchâtre, sauf quelques lobules rouges parsemés çà et là; d'une couleur rouge en arrière.

A la surface, sur toutes les parties, d'un gris pâle, les cellules pulmonaires sont dilatées. Dans ces points les lignes de séparation des lobules sont très-marquées, et forment des sillons plus ou moins creux. Le tissu pulmonaire est, en général, sec, très-léger, très-crépitant, noyaux lobulaires indurés, présentant un aspect charnu tout à fait différent des parties environnantes. Ces noyaux correspondent aux points qui paraissaient rouges à la surface des poumons. Ils sont surtout nombreux à la racine des bronches.

Bronches remplies de mucosités purulentes, leur muqueuse est rouge, injectée.

Quelques cuillerées de sérosité citrine limpide dans le péricarde.

Le cœur est volumineux. Dans les cavités gauches, sang noir coagulé.

Le ventricule et l'oreillette du côté droit remplies par un caillot fibrineux, blanc, assez dense; densité moindre dans l'oreillette.

Le caillot du ventricule pénètre dans l'artère pulmonaire et occupe tout le diamètre de l'orifice ventriculo-artériel.

L'aorte et les veines caves sont remplies de sang noir coagulé.

Foie gorgé de sang.

Rate petite et dense.

L'estomac et les intestins sont sains.

OBSERVATION SIXIÈME.

Salle 16, N.° 34. (Service de M. Bonamy.)

Bronchite capillaire épidémique, accompagnant et suivant une rougeole. Mort. Poumons emphysémateux, injection de la muqueuse bronchique, caillots dans les cavités droites et les gros troncs veineux.

Hamelin, Jean, âgé de 25 ans, jeune soldat, 20.e de ligne, constitution moyenne, entra à l'Hôtel-Dieu le 17 février 1841, offrant les symptômes et l'éruption de la rougeole. Bronchite modérée.

La rougeole suivit assez bien ses périodes; cependant, la peau était un peu violacée.

Vers le 23 février, la bronchite fit des progrès, s'étendit aux ramuscules, l'oppression augmenta.

Le 24, dans la journée, accès d'oppression extrême, pouls faible.

2 *larges vésic. aux jambes, sinap. aux pieds.*

Le reste de la journée et la nuit, oppression très-grande.

Le 25 matin, dyspnée un peu moindre, la face et la langue violacées, partout du râle sous-crépitant, partout la poitrine sonore. Dans la journée, l'oppression continue, mais sans nouvel accès; à 4 heures, le malade succombe, ayant conservé la connaissance jusqu'au dernier moment.

Nécropsie quarante heures après la mort.

Thorax. Plèvres saines. Les deux poumons font saillie au dehors, quand le thorax est ouvert. Ils sont rosés et bleuâtres. A leur surface, on aperçoit de petites bosselures de différent volume, correspondant les unes aux lobules pulmonaires, les autres aux intervalles celluleux des lobules. Le bord antérieur des poumons est moins tranchant qu'à l'état normal. La sensation qu'on éprouve en pressant ces organes, est analogue à celle que donne à la main un oreiller neuf et bien plein. (Laënnec.)

A la section du tissu pulmonaire, forte crépitation; coupes d'un rouge vermeil, granuleuses, comme si des vésicules pulmonaires étaient distendues par de l'air et faisaient saillie. Bronches grosses, moyennes et petites, pleines d'une mucosité purulente. Quand on presse le tissu, de petites gouttelettes de matière semblable se présentent aux bouches des ramuscules bronchiques. Quantité médiocre de sérosité très-spumeuse, nullement sanguinolente.

Les bronches grosses et petites ainsi que la trachée artère, sont d'un rouge obscur, violacé et présentent une injection fine. Le larynx offre cette coloration violacée plus prononcée encore.

Etat du sang et des organes de la circulation.

4 ou 5 cuillerées de sérosité citrine dans le péricarde.

Cœur très-volumineux, distendu.

Dans les cavités droites, caillot volumineux, passant d'une cavité dans l'autre et se prolongeant dans les veines caves, ainsi que dans l'artère pulmonaire et ses divisions. Ce caillot, presque entièrement fibrineux, est enchevêtré entre les colonnes charnues de l'oreillette et surtout du ventricule; une petite quantité de coagulum sanguin noir lui est adhérente dans les points où il est libre. Il se prolonge dans les veines caves, et on peut le suivre jusque dans les veines jugulaires d'une part, dans les veines crurales et hypogastriques de l'autre ; seulement, à mesure qu'on s'éloigne du cœur, il devient de moins en moins fibrineux. Le cœur gauche et l'aorte contiennent aussi un caillot, mais il est moins volumineux et moins fibrineux.

Le foie, la rate, les reins, ne présentent rien de remarquable.

OBSERVATION SEPTIÈME.

Salle 16, n.° 11. (Service de M. Mahot.)

Bronchite capillaire suffocante, précédée par une bronchite simple, emphysème des poumons, rougeur des bronches, caillots dans le cœur.

Berlan, Pierre, 72.e de ligne, 21 ans, entra à l'Hôtel-Dieu, vers le 20 janvier 1841, pour s'y faire soigner d'une bronchite. Au bout de dix jours, il en sortit un peu mieux, mais cependant incomplétement guéri, et toussant encore. Depuis lors, les symptômes morbides ont peu à peu repris toute leur intensité, et, à dater du 4 ou du 5 février, il s'est ajouté à la toux une dyspnée très-intense, qui a forcé le malade à rentrer à l'hôpital.

Le jour de son entrée, *saignée de bras* 360 *grammes ;* couenne très-épaisse.

Immédiatement après la saignée, oppression un peu moindre ; mais, dans la soirée, elle devient de nouveau très-intense.

2.e *saignée, potion avec* { *kermès*, 10 *centigrammes.*
teint. digit. 30 *gouttes.*

Le 11, matin, état du malade à peu près le même, dyspnée très-grande, anxieté, peau un peu cyanosée, respiration courte, accélérée, râle sous-crépitant dans toute la poitrine, plus abondant, plus sec et plus fin à gauche. Partout, sonoreité à la percussion; toux fréquente, expectoration abondante de crachats mucoso-purulents. Battements du cœur faibles, peu perceptibles, masqués par le râle sous-crépitant, pouls très-accéléré, petit, serré; langue belle, pas de diarrhée, abdomen indolent, pas de céphalalgie.

Deux saignées de bras, l'une conditionnelle.

Looch blanc avec kermès 20 *centigrammes.*

Les deux saignées sont faites et bien supportées; elles paraissent procurer un peu de soulagement.

Dans la nuit, tout-à-coup la dyspnée augmente, la suffocation devient imminente, et le malade meurt, pour ainsi dire asphyxié, sans qu'on eût le temps d'aller chercher l'élève de garde.

Autopsie 29 *heures après la mort.*

Cavité thoracique. Aucun épanchement, ni aucun signe d'inflammation pleurétique. Les deux poumons très-volumineux, partout gonflés d'air. Les cellules pulmonaires distendues, dans un état demi-emphysémateux. Au contact, le tissu pulmonaire donne un peu la sensation d'un oreiller de plume qu'on froisse entre les mains. Le parenchyme pulmonaire est partout parfaitement crépitant, sec. Il ne s'écoule pas de sérosité spumeuse des incisions; seulement, en pressant le tissu, on fait sortir, sous forme de gouttelettes, des mucosités jaunâtres, épaisses, qui remplissent entièrement les canaux bronchiques.

La muqueuse qui tapisse la trachée-artère et les bronches, est partout fort injectée et extrêmement rouge.

Quatre ou cinq cuillerées de sérosité claire, limpide dans le péricarde, on n'y voit aucune trace d'inflammation.

Cœur volumineux. Les cavités gauches contiennent un caillot fibrineux, peu considérable, non adhérent.

Les cavités droites sont entièrement remplies par un caillot qui occupe l'oreillette, le ventricule et l'artère pulmonaire.

Ce caillot est dense, fibrineux, jaunâtre, entièrement décoloré, enchevêtré entre les colonnes charnues. Il occupe par son prolongement tout le diamètre de l'orifice ventriculo-pulmonaire.

Rien d'anormal sur l'endocarde, ni sur les valvules.

La rate et le foie sains.

Le tube digestif n'est pas ouvert.

OBSERVATION HUITIÈME.

Salle 14, n.° 37. (Service de M. Marcé.)

Bronchite capillaire avec engouement pulmonaire à droite. Mort. Poumon droit engoué. Bronches injectées, obstruées par des mucosités purulentes.

Blard, Michel, fusilier au 72.e régiment, âgé de 21 ans, entra le 5 mars 1841 à l'Hôtel-Dieu.

Depuis quelques jours on observait chez ce militaire les symptômes suivants :

Oppression, respiration fréquente, teinte violacée des lèvres et de la langue, toux incessante, expectoration de crachats jaunes, épais, nageant au milieu de la sérosité, râles muqueux dans toute la poitrine, plus marqués à droite, matité de ce côté surtout, décubitus dorsal, parfois un peu d'agitation, anxiété, parole brève, pouls fréquent, dépressible.

Le 6, *petite saignée de bras*, sang non couenneux, caillot mou.

7, même état.

Potion avec { *Tartre stibié*. . . 20 *centigrammes*.
Sirop diacode 15 *gram*.

Un vésicatoire sur le thorax.

8, diarrhée abondante, pouls faible, découragement, toux se répétant fréquemment sans expectoration, puis, tout-à-coup, amenant quantité de crachats jaunes, épais, nummulaires.

Potion avec { *Tartre stibié*. . . 25 *centigrammes*.
Laudanum. . . . 20 *gouttes*.

9, pas de vomissements, mais diarrhée, oppression, presque orthopnée, respiration haute et accélérée.

Troisième potion stibiée.

10, beaucoup plus mal, cyanose, oppression extrême, toux et expectoration rares, pouls très-accéléré, faible, battements du cœur peu perceptibles, intégrité parfaite de l'intelligence, par moments, somnolence, yeux inégalement ouverts et convulsés en haut, de temps en temps efforts d'expectoration, un peu moins d'oppression, lorsque l'expectoration a lieu.

Potion avec { *Gomme ammoniaque.*
Oximel scillitique et kermès.

Mort le 10, à 4 heures de l'après-midi.

Autopsie, 22 heures après la mort.

Thorax. Quelques anciennes adhérences costo-pulmonaires.

Poumon droit. Il s'écoule à la section des grosses bronches une grande quantité de mucosités puriformes. Le poumon droit est plus volumineux, plus engorgé que le gauche, engouement, premier degré de la pneumonie, rien de lobulaire dans cet engouement, partout uniforme. Des mucosités purulentes suintent des petites bronches, à la pression, en gouttelettes jaunâtres. En bas, dans les couches superficielles, les tuyaux bronchiques offrent en quelques points une dilatation fusiforme.

Point de pseudo-membranes à la surface de la muqueuse bronchique qui, dans toute son étendue, est d'une teinte violacée.

Poumon gauche. Parenchyme beaucoup moins engoué que celui du poumon droit. Le sujet devant servir à la leçon d'anatomie pour la description des organes centraux de la circulation, le cœur ne put être examiné. Les observations qui précèdent et qui forment notre premier groupe, sont remarquables par les nombreux points de ressemblance qu'elles ont entre elles. Dans toutes, la bronchite capillaire se présente avec la même physionomie et sous les mêmes symptômes ; dans toutes, la mort arrive de la même manière ; dans toutes, on trouve à l'autopsie les mêmes lésions, sauf quelques différences légères.

Les points sur lesquels nous appellerons ici particulièrement l'attention sont :

1.° Le début de la bronchite suffocante, survenant, tantôt pendant la durée d'une bronchite ordinaire, tantôt à la suite d'une rougeole ou d'une scarlatine.

2.° L'expectoration des crachats opaques, mucoso-purulents, quelquefois striés de sang, et rendus avec abondance par le malade;

3.° Les phénomènes fournis par l'auscultation et la percussion; le râle sous-crépitant entendu constamment dans une plus ou moins grande étendue de la poitrine; la sonoreité remarquable du thorax.

4.° La gêne extrême de la respiration et de la circulation, entraînant la cyanose de la peau et la mort du malade par une sorte d'asphyxie lente;

5.° La conservation intacte des facultés intellectuelles;

6.° L'état des poumons après la mort : emphysémateux; souvent, dans toute leur étendue, secs et crépitants, présentant quelquefois des noyaux plus ou moins nombreux de pneumonie lobulaire; dans quelques cas plus rares, un engouement général;

7.° La rougeur et l'injection des bronches, constamment remplies par un fluide mucoso-purulent épais;

8.° Enfin, les caillots fibrineux renfermés dans les cavités droites du cœur, se prolongeant dans les artères pulmonaires et les gros troncs veineux.

Nous allons maintenant passer au groupe d'observations composé des cas dans lesquels la bronchite capillaire ne se montre plus, comme précédemment, dans toute sa simplicité, mais, au contraire, compliquée de quelque affection étrangère.

De toutes les affections morbides compliquantes, la diphtérite étant la plus remarquable, c'est par elle que nous allons commencer.

OBSERVATION NEUVIÈME.

Salle 16, n.° 16. (Service de M. Bonamy.)

Bronchite capillaire suffocante, compliquée de diphtérite. — Mort. — Emphysème. — Injection des bronches. — Pseudo-membranes. — Caillots dans les cavités du cœur et les gros vaisseaux.

Ephestion, Henri, fusilier au 72.e de ligne, entra à l'Hôtel-Dieu, le 5 février 1841.

Depuis le 28 janvier, toux sèche, fréquente, déchirante, insomnie, enrouement.

Le 6 février (9.e jour de la maladie), voix enrouée, voilée, douleur au-dessous du sein droit, bruit respiratoire pur dans toute la poitrine; langue blanche, appétit diminué, soif vive, abdomen souple; pouls dur, vibrant, peau sèche, visage rouge et bouffi, céphalalgie considérable.

Saignée de bras, 400 grammes.

7. Pouls moins dur, céphalalgie diminuée, même toux.

Saignée de bras.

9. (12.e jour.) Douleur persistante dans le sein droit, respiration entendue partout et pure, crachats abondants, épais, verdâtres, pouls vif, fréquent, plein, peau chaude, moins de céphalalgie.

Saignée de bras, 250 *grammes; looch avec kermès* 20 *centigrammes.*

Le 9, au soir, recrudescence des symptômes, dyspnée très-considérable, toux répétée et déchirante, expectoration abondante de crachats muqueux, épais, verdâtres, râle sous-crépitant dans une grande étendue des deux côtés en arrière, pouls plein, dur et fréquent.

Saignée de bras 350 *grammes.*

10. Amélioration sensible, absence de fièvre, moins de toux.

12. La toux est plus fréquente.

Emplâtre stibié 75 *centigrammes.*

Du 13 au 19. Les symptômes pulmonaires s'aggravent, dyspnée, par moment, extrême; hématose de plus en plus imparfaite, langue violacée.

19. Mêmes symptômes, râle sous-crépitant très-fin, très-humide, très-fort pendant l'inspiration, se continuant dans le commencement de l'expiration, puis remplacé dans le reste de ce second mouvement par un bruit respiratoire fort rude. Pouls petit, dépressible, peau chaude, face pâle, par moment violacée.

Du 19 au 22. *Trois potions stibiées à* 30 *centigrammes*, nulle amélioration, expectoration toujours très-abondante de crachats presque purulents ; malgré cela, bronches toujours pleines.

A partir du 22, *loochs avec kermès*, 1 *gramme, emplâtres stibiés et vésicatoires sur la poitrine;* progrès de l'asphyxie lente; le malade, presque toujours levé, marche dans la salle jour et nuit.

Mort le 26 février à 11 heures du soir.

Autopsie, 34 *heures après la mort.*

Thorax. Plèvres saines, poumons volumineux présentant dans quelques points de leur surface des traces d'emphysème lobulaire et interlobulaire. L'un et l'autre coupés en différents points, sont rosés, granuleux, marbrés de taches rougeâtres ou grisâtres, indiquant autant de noyaux de pneumonie lobulaire. Le tissu pulmonaire nullement friable, est baigné d'une très-grande quantité de sérosité spumeuse manifestement purulente ; on voit sourdre par les grosses et par les petites bronches une mucosité également purulente. Les parois des bronches sont d'un rouge foncé, la trachée artère et le larynx rouges à leur face interne, sout remplis de mucus purulent; à la surface des deux cordes vocales, dépôt de lymphe plastique dejà organisée en fausse membrane; parties latérales et antérieures du pharynx tapissées d'une pellicule pseudo-membraneuse bien formée.

Appareil de la circulation. Quelques cuillerées de sérosité dans le péricarde, cœur volumineux, distendu.

Cœur droit rempli par un caillot fibrineux, granuleux, en quelques points enchevêtré entre les colonnes charnues, qui se continue sans interruption dans les veines caves d'une part, et d'autre part dans l'artère pulmonaire et ses divisions jusque dans le tissu du poumon. Le cœur gauche contient aussi un caillot analogue moins volumineux, qui se prolonge dans l'aorte.

Foie d'une couleur sombre contenant du sang noir, liquide.

Rate volumineuse, tissu dense.

Reins violacés, finement injectés à leur surface.

OBSERVATION DIXIÈME.

Salle 16, N.° 7. (Service de M. Bonamy.)

Scarlatine, bronchite capillaire, diphtérite, pneumonie, mort, hépatisation et engouement pulmonaire, fausses membranes dans les voies aériennes, rougeur et injection des bronches, caillots fibrineux.

Planquet, Auguste, fusilier au 20.e de ligne, 28 ans, d'une constitution assez forte, entra à l'Hôtel-Dieu le 2 février 1841.

Pas de renseignements sur son état antécédent.

Le 3 au matin, mal à la gorge, langue rouge, fendillée, anorexie, soif vive, toux sèche, éruption de taches rouges scarlatineuses autour des articulations, desquammation sur la face et la poitrine.

Prescription: *Tisane d'althœa*, *pot. gom. diacode* 30 *grammes*.

Le 4, douleur plus vive à la gorge, amygdales peu gonflées, langue rouge, céphalalgie, pouls calme.

5, toux, crachats abondants.

7, moins de mal de gorge.

9, fièvre.

12, augmentation de la fièvre, douleur au côté gauche, râle sonore dans les 2 poumons; à la partie inférieure du côté gauche râle bronchique et crépitant, matité en ce point, crachats muqueux, abondants, dyspnée légère, pouls petit, fréquent, dépressible, peau chaude, langue rouge, constipation.

Vésic. sur le thorax, looch blanc kermès 30 *centig.*

19 février, toute la peau légèrement cyanosée, pouls fréquent, faible et mou, oppression considérable, toux grasse amenant en grande abondance des crachats muco-purulents, quelques-uns striés de sang; bruit respiratoire complétement effacé par un râle sous-crépitant très-fin et abondant, marqué surtout pendant l'inspiration, mais se continuant pendant l'expiration. Ce râle existe partout. Voix faible, non enrouée.

Sous l'influence de 3 *potions stibiées*, prises du 19 au 22 février (chaque potion contenant 30 centigrammes), le malade devint mieux, l'oppression et le trouble de l'hématose étaient surtout moins prononcés.

Le 25, aggravation des accidents, oppression devenant extrême par moments.

Le 26, encore plus mal, rien d'anormal à l'auscultation du cœur, sauf un peu de faiblesse des battements, progrès de l'asphyxie.

Mort à 7 heures du soir.

Nécropsie 38 *heures après la mort.*

Thorax. Epanchement peu abondant, séreux, avec pseudo-membranes dans la plèvre gauche.

Poumon gauche volumineux, dense, d'une couleur blanc-jaunâtre dans sa moitié inférieure, rouge au milieu, blanchâtre en haut. La portion inférieure est friable, abreuvée d'un liquide séro-purulent. Au milieu du tissu hépatisé, apparaissent les bouches des rameaux bronchiques, tapissées intérieurement par des fausses membranes blanches, assez denses, minces, canaliculées, qui elles-mêmes contiennent intérieurement une plus ou moins grande quantité de pus liquide.

La muqueuse bronchique est d'un rouge violacé et finement injectée.

Dans la partie moyenne du poumon, tissu non hépatisé, et cependant abreuvé d'une sérosité spumeuse légèrement purulente. Le sommet du poumon est peu engoué, mais là comme ailleurs, les bronches sont obturées par des pseudo-membranes canaliculées et par du pus liquide.

A droite, traces de pleurésie, engouement séro-purulent d'une grande partie du poumon, point d'hépatisation, même état de la cavité des bronches et de leurs ramuscules.

Partie supérieure de l'arbre aérien. Le larynx et la trachée artère sont tapissés d'une fausse membrane continue d'un blanc-jaunâtre, semblable à celle des bronches. Intérieurement, il existe une assez grande quantité de sérosité purulente. La muqueuse est violacée et injectée finement.

Le bord droit de l'épiglotte présente une plaque assez étendue, véritable eschare de la muqueuse. Une eschare semblable sur la paroi postérieure du pharynx.

Sang et organes de la circulation. Dans le cœur droit, caillot de la grosseur d'un œuf de pigeon. Ce caillot, enchevêtré entre les colonnes charnues, est composé en grande partie de fibrine grisâtre ; à sa surface sont attachés quelques caillots sanguins, mous et noirs, irisés dans certains points de leur périphérie. Le caillot se continue dans l'artère pulmonaire et dans ses divisions jusque dans le tissu pulmonaire. D'autre part, il se prolonge dans les veines caves.

L'oreillette et le ventricule gauche contiennent aussi un caillot en grande partie composé de fibrine. On suit ce caillot jusque dans l'aorte.

Les parois du cœur et des vaisseaux ne présentent pas d'altération.

Foie rempli de sang demi-liquide.

OBSERVATION ONZIÈME.

Salle 16, n.° 16. (Service de M. Bonamy.)

Varioloïde à la suite d'une bronchite. Diphtérite. Pneumonie. Mort. Pseudo-membranes. Rougeur des bronches. Engouement pulmonaire. Caillots fibrineux peu volumineux.

Vannier, Nicolas, fusilier au 20.e de ligne, avait été affecté, pendant l'hiver, de la bronchite épidémique. Il était sorti de l'hôpital depuis six jours seulement, quand, le 1.er mars 1841, il y rentra éprouvant depuis quelques jours les prodromes de la variole. Dès le lendemain, le 2 mars, éruption modérée de boutons coniques, apparition de pustules peu abondantes dans le pharynx, qui se flétrirent sous l'influence d'applications d'alun en poudre; bronchite peu intense, fièvre légère.

Au 10.e jour de l'éruption (11 mars), les pustules s'affaissèrent, se desséchèrent, et furent remplacées par de petites croutes dures, saillantes. (Terminaison en varioloïde.)

Des vésicatoires aux jambes et aux cuisses, des sinapismes aux pieds, des loochs gommeux, des boissons chaudes, constituèrent, avec les applications d'alun, les principaux moyens de traitement.

Du 10 *au* 18 *mars*, le malade était bien, seulement un peu faible. Il existait un grand nombre de pustules larges, ayant quelque analogie avec des pustules d'echtyma. Phlegmons avec symptômes inflammatoires peu prononcés dans divers points du corps.

Le 18 mars, *au matin*, enrouement, faiblesse dans la voix, respiration laryngienne rude. Fausses membranes jaunes et denses dans le pharynx, dyspnée modérée; le malade ne se trouve pas bien mal.

Prescription. Calomel, 80 *centigrammes en* 4 *doses*, *deux cautérisations avec une solution contenant* 1/5 *de nitrate d'argent.*

19, *même prescription*, *moins le calomel.*

20, pouls d'une force moyenne, peau pâle; *à l'auscultation*, rudesse de la respiration vésiculaire, râle sonore, dans quelques points seulement un peu de râle muqueux. Son clair et égal des deux côtés; appétit.

Tartre stibié, 15 *centigrammes ;*
Sirop d'ipéca, 30 *grammes ;*
Eau, 100 *grammes ;*
} *en* 3 *doses.*

Deux cautérisations, limonade hydrochlorique, quelques gorgées, après chaque application de caustique.

21, *calomel*, 80 *centig. en* 8 *doses.*

Du 23 au 26, les symptômes s'aggravent graduellement, respiration de plus en plus gênée, bruyante, toux sèche, rude, étouffée, voix éteinte, faible, cyanose progressive, langue violacée, respiration la même à l'auscultation, sonoreité à la percussion, anxiété et inquiétude du malade.

Le 23, *vomitif;* 3 *frictions mercurielles sur le col et*

la poitrine, chacune avec 4 grammes de pommade ; 2 cautérisations.

Le 24, *même prescription.* Matité des deux côtés de la poitrine, en bas et en arrière.

Le 25, *pas de vomitif.* 1 *gramme de calomel en dix doses.*

26, *vomitif à la place du calomel.*

Les vomitifs ont presque toujours amené l'expulsion de quelques fragments pseudo-membraneux.

Le 28, progrès de l'asphyxie, mais toujours graduel ; aucun accès de suffocation n'a eu lieu, inquiétude extrême, extinction complète de la voix, pouls peu fort, eschare sur la peau, de la largeur d'une pièce de deux francs, correspondant à un abcès développé depuis une huitaine de jours vers la région claviculaire gauche.

Prescription. 3 *frictions mercurielles;* 2 *cautérisations.*

Dans la journée et la nuit suivante, l'asphyxie fait de nouveaux progrès.

Le 29, à 5 heures du matin, sans perte de connaissance, sans agonie, le malade succombe.

Nécropsie 52 *heures après la mort.*

Voies aériennes. Le larynx, réservé pour le cours d'anatomie, ne peut être examiné. La trachée-artère et les bronches, jusque dans leurs petites divisions, sont tapissées d'une fausse membrane blanche, assez dense, canaliculée. Dans l'intérieur de ce canal existe une assez grande quantité de liquide mucoso-purulent. Dans quelques bronches très-petites la pseudo-membrane n'est pas apparente.

La muqueuse, trachéale et bronchique, est rouge et injectée.

Les deux poumons sont engoués d'une grande quantité de sérosité spumeuse, hépatisés au 2.e degré et friables dans une partie de leur étendue; sang noir dans les vaisseaux pulmonaires.

Fausses membranes pleurétiques récentes du côté droit, peu d'épanchement.

Organes centraux de la circulation. Cœur peu volumineux. Les cavités droites contiennent des caillots cruoriques, qui ne sont point pris en une seule masse ; un peu de fibrine se trouve accolée à quelques-uns de ces caillots.

Dans les cavités gauches, caillots plus denses, plus agglomérés, mi-partie composés de cruor et de fibrine, se prolongeant dans les veines pulmonaires et dans l'aorte.

Tube digestif non ouvert. Requis pour le Cours d'Anatomie.

OBSERVATION DOUZIÈME.

Salle 16, n.o 57. (Service de M. Bonamy.)

Bronchite capillaire épidémique, diphtérite, cautérisation, mort. Pseudo-membranes, rougeur des bronches, caillots fibrineux, tubercules du péritoine, follicules intestinaux développés.

Gombaut, Pierre, fusilier au 20.e de ligne, constitution forte, toussait depuis quelque temps, mais sans en être beaucoup incommodé, quand il entra à l'Hôtel-Dieu le 25 février 1841.

Symptômes et signes physiques d'une bronchite modérée ; *deux saignées de bras, une ou deux applications de sangsues sur la région du larynx.* Mieux assez prompt.

Le 15 mars au matin, le malade était encore enroué, mais du reste bien, pas de fièvre, peu de toux, appétit.

Dans la journée, augmentation de l'enrouement, toux fréquente, fièvre, agitation.

Le 16, matin (2.e jour depuis l'exacerbation), face pâle, un peu plombée, terne, exprimant l'inquiétude ; langue violacée, pouls fréquent assez élevé, peau chaude, oppression, toux sèche, rapeuse ; voix presque éteinte, fausses membranes blanches et denses tapissant la partie supérieure du pharynx, les piliers et les amygdales.

Prescription : 30 *sangsues sur le larynx.*

Potion avec	*Tartre stibié. . . .*	10 *centigrammes.*
	Sirop d'ipéca. . . .	30 *grammes.*
	Eau.	100 *grammes.*

Cautérisation avec nitrate d'argent cristallisé, dissous dans quatre fois son poids d'eau distillée.

17 (3.e jour), la potion a fait vomir plusieurs fois, pouls moins élevé, point de changement d'ailleurs.

Prescription : même potion, 2 cautérisations, 4 frictions sur le col et la poitrine, chacune avec 4 grammes de pommade mercurielle double.

Le 18 (4.e jour), augmentation de la dyspnée et des symptômes d'asphyxie lente. Langue et visage violacés, voix éteinte, fausses membranes plus étendues, pouls fréquent, peu résistant.

Calomel, 80 centigrammer, en 8 prises. 2 cautérisations ut supra, 4 frictions, 2 vésicatoires aux jambes.

Dans la journée, progrès de l'asphyxie, mort le 19 mars (5.e jour) à 5 heures du matin.

Nécropsie, 28 heures après la mort.

Arbre aérien. Depuis le larynx jusqu'aux plus petites divisions bronchiques, fausse membrane continue, canaliculée, blanchâtre, assez molle, peu adhérente aux parois. L'appareil aérifère, ainsi doublé, contient intérieurement une mucosité purulente qui s'écoule, quand on ouvre une de ses parties.

Sous les fausses membranes, la muqueuse aérienne est dans toute son étendue d'un rouge sombre foncé, semblant presque uniforme à l'œil nu, mais résultant, comme l'inspection à la loupe le démontre, d'un pointillé et d'une injection capilliforme très-fins.

La partie supérieure du pharynx et les fosses nasales sont entièrement tapissées d'une fausse membrane continue à celle de l'appareil aérien, proprement dit.

Plèvres et poumons. Adhérences molles et récentes des plèvres, épanchement peu considérable dans la cavité droite. Les deux poumons sont volumineux, lourds, fortement engoués d'une sérosité spumeuse, injectés de sang liquide dans une partie de leurs vaisseaux. Leur coupe est rouge, grenue, leur tissu n'est point friable. Les vaisseaux pulmonaires ne contiennent pas de caillots fibrineux. Pas de tubercules.

Cœur. D'un volume ordinaire. Dans les cavités droites, caillot cruorique peu volumineux, irisé dans quelques points de sa surface, se continuant assez loin dans l'artère pulmonaire.

Cavités gauches. Caillot fibrineux et cruorique assez volumineux, se prolongeant dans les veines pulmonaires.

Abdomen. Peritoine verdâtre ou gris rougeâtre, suivant les lieux où on l'examine, soulevé dans presque toute son étendue par des myriades de petites granulations miliaires d'un volume uniforme, denses, comme fibro cartilagineuses, évidemment placées dans le tissu cellulaire sous-séreux. Il n'existe dans le péritoine ni épanchement ni adhérences. Entre les piliers du diaphragme, abcès gros comme une petite noix, contenant de la matière tuberculeuse ramollie.

Ganglions mésentériques généralement indurés.

Tube digestif. Muqueuse gastrique fort injectée surtout vers le grand cul-de-sac; là il existe des points ecchymotiques d'un rouge vif.

Duodenum. Injection assez marquée.

Petit intestin. Beaucoup de points injectés, plaques de Peyer peu saillantes en général; mais au-dessus de la valvule iléo-cœcale il existe une énorme quantité de follicules hypertrophiés avec leurs orifices centraux agrandis.

Gros intestin. Dans le cœcum, même disposition qu'à la fin de l'intestin grêle. Quelques rougeurs dans le gros intestin.

Foie sain, rate un peu molle.

Il est curieux de trouver la diphtérite compliquant une maladie dont l'un des symptômes caractéristiques est la sécrétion, par la muqueuse bronchique, de mucosités purulentes épaisses. On conçoit, en effet, qu'un degré de plus dans la densité de cette sécrétion la transforme en fausses membranes, et constitue ainsi une diphtérite. En raison de la facilité de cette transformation, on pourra plus tard s'étonner qu'elle ne se soit pas présentée plus souvent dans le cours de l'épidémie.

Dans les cas qui précèdent, le traitement le plus énergique ne put enrayer la marche fatale de la maladie; les saignées et les anti-phlogistiques, les vomitifs, les révulsifs, les frictions mercurielles, les cautérisations les plus actives, tout fut employé inutilement. Mais aussi, nous avons vu combien la lésion diphtéritique était étendue et générale. Les fausses membranes se retrouvaient depuis le larynx jusqu'aux extrémités des divisions bronchiques.

On comprend de quelle inutilité eût été dans ces cas l'opération de la trachéotomie, et combien de semblables faits doivent rendre réservé sur l'emploi de cette opération.

Dans la plupart de ces cas, on trouve les symptômes ordinaires de la diphtérite; cependant, dans l'observation n.º 10, quoique la fausse membrane fût fort étendue; rien, pendant la vie, n'indiqua d'une manière précise sa présence dans les voies aériennes. On n'observa ni aphonie, ni raucité de la voix; la dyspnée fut à la vérité extrême; le volume de la voix fut diminué; le malade succomba à une sorte d'asphyxie lente, mais les mêmes symptômes s'observaient quelquefois, quand la bronchite capillaire suffocante était simple.

Dans les observations qui vont suivre, nous allons voir la bronchite capillaire se compliquer de symptômes typhoïques.

La première de ces observations nous montrera la réunion, sur le même sujet, de la bronchite épidémique, de la diphtérite et de la fièvre typhoïde; elle formera, pour ainsi dire, le passage de la complication que nous venons d'étudier avec celle que nous devons maintenant examiner.

OBSERVATION TREIZIÈME.

Salle 14, n.o 43. (Service de M. Marcé.)

Bronchite capillaire. Fièvre typhoïde. Diphtérite. Mort. Muqueuse bronchique injectée. Pseudo-membranes. Inflammation de la muqueuse gastro-intestinale. Plaques de Peyer.

Maubuisson, 72.e de ligne, âgé de 24 ans, était malade depuis un ou deux jours, lorsqu'il entra à l'Hôtel-Dieu, le 15 mars 1841.

Le 16, épistaxis répétés et très-abondants, toux; à droite et en haut respiration obscure, râles muqueux et sous-crépitants; un peu moins de sonoreité; diarrhée.

Du 16 au 22, *looch bl. avec kermès* 20 *centigrammes; 1 vésic. sur le côté droit.*

22. Toux, expectoration, fièvre.

Saign. de bras, sang. couenneux; 2.e *vésic.*

24. Depuis deux ou trois jours, diarrhée avec coliques, peau chaude, pouls fébrile.

Saign. de bras 40 *ou* 50 *grammes; suppression du kermès.*

25. Étonnement dans la physionomie, matité et râle sous-crépitant sous la clavicule droite.

10 *sangsues.*

27. Les sangsues ont bien saigné; moins de matité, mais râles muqueux et sous-crépitant dans toute la poitrine, diarrhée, fièvre, aspect typhoïde, toux sans expectoration.

1.er avril. Point de diarrhée; au matin, sueur très-abondante, expectoration.

Pot. laudanisée.

3. Depuis quelques jours, raucité et timbre voilé de la voix. *Vésic. au larynx.*

6. Sueurs, moins de fièvre.

Deuxième vésic. au larynx.

7. Les vésicatoires n'ont point emporté l'enrouement; mélange de sons aigus sifflants et rauques.

Reprise du kermès à 10 *centig.*

8. Diarrhée revenue, moins de sueur, d'enrouement, de stupeur.

11. Tuméfaction du col au-devant du larynx, œdème de la face, toux fréquente, expectoration difficile de mucosités puriformes, diarrhée, sueurs du matin; l'amélioration continue.

Looch bl. kermès 20 *centig. et sirop diac.*

Du 11 au 18, continuation de la toux, qui est très-fatigante. *Potion gommeuse avec ipéca.* 40 *centig.*

Du 18 au 20, toux fréquente, expectoration puriforme, pouls intermittent.

Pot. avec { *tartre stibié.* . . . 10 *centigr.*
ipéca. . . . . . 75 *centigr.* }

21. La potion n'a point fait vomir, expectoration abondante, diarrhée, un peu de délire, pouls trémulent. *Kermès*, 40 *centigr.*

Mort le 22 avril à six heures du matin.

Autopsie. — Larynx contenant trois ou quatre cuillerées de mucosités puriformes, mucosités semblables dans les cavités nasales et gutturales.

Sur le bord postérieur du larynx, deux ou trois plaques pseudo-membraneuses adhérant légèrement à la muqueuse qui, sur ce point, est d'un rouge érythémateux. Sur les parties latérales de la face laryngée de l'épiglotte, taches blanchâtres, oblongues, entourées d'un auréole rouge.

Entre les extrémités postérieures des cordes vocales, tache érythémateuse irrégulièrement arrondie, recouverte d'une couche légère de pseudo-membrane.

Dans la trachée-artère, mucosités puriformes épaisses, remplissant en grande partie les grosses, moyennes, et petites bronches jusqu'à leurs derniers ramuscules.

Le poumon droit est à demi-splénifié dans sa presque totalité ; le gauche est moins volumineux et moins engoué. Le quart antérieur des poumons est d'un blanc rosé.

A gauche, nombreuses adhérences costo-pulmonaires d'ancienne date.

Dans le péricarde, un peu de sérosité.

Cœur. Dans les cavités droites, caillot fibrineux jaunâtre, imprégné de sérosité, enchevêtré dans les colonnes charnues, pénétrant dans les veines et dans l'artère pulmonaire.

Les cavités droites et les veines contiennent en outre un sang rouge-brun très-diffluent, ayant l'aspect de celui des fièvres typhoïdes.

Dans les cavités gauches, petits caillots libres.

Estomac. Muqueuse parsemée de marbrures et de taches rouges, recouverte d'une grande quantité de mucosités puriformes semblables à celles que contenaient le larynx et la trachée-artère.

Dans les deux tiers supérieurs de l'intestin grêle quatre invaginations ; la portion supérieure de l'intestin est insérée dans la portion inférieure.

A cinq pouces du cæcum, muqueuse iléale d'un rouge vif, légèrement ulcérée; plaques de Peyer très-légèrement gauffrées, d'une teinte violacée, au nombre de dix ou douze, quelques-unes de cinq pouces de long.

Face iléale de la valvule partiellement rouge et d'une teinte ardoisée.

Rien d'anormal dans le colon.

Quelques caillots dans les ramifications hépatiques de la veine porte.

Rate doublée de volume.

OBSERVATION QUATORZIÈME.

Salle 16, n.° 24. (Service de M. Bonamy.)

Bronchite capillaire épidémique. Physionomie typhoïde de la maladie. Mort. Caillots dans les vaisseaux. Rougeur des bronches. Emphysême des poumons. Hypertrophie légère des plaques de Peyer. Injection des intestins.

Chaigneau, Jean, jeune soldat au 20.e de ligne, d'une constitution forte, toussait déjà depuis long-temps, quand il entra à l'Hôtel-Dieu, le 10 février 1841.

Symptômes de la bronchite capillaire épidémique, apparence typhoïde, diarrhée non persistante, mais revenant souvent et avec ballonnement du ventre.

Jusqu'au 19, *deux saignées, diète assez sévère.*

Le 19 février, il offrait les symptômes suivants : face d'un rouge un peu sombre exprimant un certain degré de stupeur, réponses lentes, un peu naïves.

Toux fréquente, grasse, suivie de l'expectoration de crachats abondants, mucoso-purulents, quelquefois striés de sang ; oppression marquée.

Percussion. Son clair partout ; en bas et à droite la matité du foie s'élève un peu haut.

Auscultation. Râle sous-crépitant dans toute la poitrine, pendant l'inspiration de même que pendant l'expiration ; bruit vésiculaire extrêmement obscur, langue un peu violacée, peau chaude, pouls toujours fréquent.

Jusqu'au 5 mars, *quatre nouvelles saignées peu abon-*

dantes, quelques doses peu fortes de kermès qui ne furent pas continuées à raison de la diarrhée, *des vésicatoires aux membres inférieurs et sur divers points de la poitrine.*

Le sang des saignées fut couenneux, moins aux dernières qu'aux premières.

Aucune partie du traitement ne parut avoir d'influence sur la maladie, qui marcha d'une manière fatale. Le malade mangea presque constamment par suite du défaut de prévoyance de quelques employés.

Les mêmes symptômes continuèrent, le pouls devint mou, dicrote, insensible; la prostration augmenta, et le malade succomba le 7 mars à cinq heures du matin.

Nécropsie 30 *heures après la mort.*

Thorax. Plèvres saines, sans épanchement. Les deux poumons sont volumineux, crépitants, non friables. Emphysème vésiculaire et interlobulaire dans divers points de leur surface.

Le tissu de l'un et de l'autre poumon est abreuvé de sérosité très-spumeuse, salie par une légère quantité de matières purulentes.

En pressant un point quelconque des poumons, on voit sourdre, à la surface des coupes, des gouttelettes de mucosités purulentes qui s'échappent des bronches grosses et petites. Ces coupes offrent une couleur d'un gris rougeâtre. On trouve dans les divisions de l'artère pulmonaire des caillots fibrineux, granulés, denses, n'emplissant pas totalement le calibre des vaisseaux.

Cœur et système circulatoire. Dans les cavités droites, caillot composé de fibrine altérée, un peu ramollie en quelques points. Ce caillot, peu volumineux, n'occupe pas plus du tiers des cavités qui le renferment, se continue d'une cavité dans l'autre, et de chacune d'elles dans les vaisseaux correspondants, dans les veines caves d'un côté; de l'autre côté dans l'artère pulmonaire.

Cœur gauche. Caillot plus mince encore, mais également fibrineux, jetant quelques prolongements dans les veines pulmonaires et dans leurs premières divisions.

Tube digestif. Muqueuse de l'estomac généralement rosée, pointillée de rouge en quelques endroits.

Injection du duodénum et du commencement du jéjunum.

Dans le tiers moyen du jéjunum, amincissement et ramollissement de la muqueuse qui se laisse facilement rayer. Dans l'iléon, plaques de Peyer hypertrophiées, un peu saillantes, sans changement de couleur.

Teinte hortensia du cæcum. Injection pointillée dans quelques points du colon et du rectum.

Foie sain, un peu volumineux. Bile claire laissant déposer sur les parois de la vésicule de petits grumeaux d'un vert foncé.

OBSERVATION QUINZIÈME.

Salle 15, n.° 50. (Service de M. Mahot.)

Symptômes de fièvre typhoïde. Bronchite capillaire suffocante. Mort. Endocardite. Caillots fibrineux dans les cavités droites du cœur. Emphysème pulmonaire. Plaques de Peyer et follicules isolés engorgés. Ulcération du rectum.

Dodier, Jean, fusilier, 20.e de ligne, entra à l'Hôtel-Dieu le 7 septembre 1840.

Depuis quelques jours, céphalalgie, étourdissements, faiblesse générale, langue saburrale, un peu rouge à la pointe, abdomen sensible à la pression, pas de selles depuis plusieurs jours, pouls peu accéléré, mou; pas de symptômes morbides du côté de la poitrine, seulement, le malade dit être sujet à un peu d'essoufflement, lorsqu'il marche très-vite ou quil monte.

Une bouteille d'eau de sedlitz.

Le 8, au soir. Anxiété dans la région précordiale, douleurs dans le point de la poitrine correspondant au cœur. Dans la nuit, oppression qui, jusqu'au matin, va croissant, menace de suffocation.

Saign. bras; sang couenneux.

Après la saignée, pouls très-faible, très-accéléré.

A la visite, face violacée, langue humide, saburrale, sueur froide, yeux saillants, dyspnée extrême. A l'auscultation, obscurité de la respiration, râle muqueux, sonore, battements du cœur précipités, tumultueux, assez forts, abdomen rétracté, non sensible.

Deux vésicatoires aux jambes ; sinapismes sur la poitrine, aux cuisses et aux pieds ; pot. gommeuse avec acétate ammoniaque, gouttes 30.

Vers le milieu du jour, un peu d'amélioration.

Le soir, oppression de nouveau extrême. Une saignée de bras est tentée; mais, le pouls faiblissant rapidement et s'accélérant, on l'arrête; *deux nouveaux vésicatoires aux cuisses.*

Toute la nuit, délire.

10 septembre. Etat le même.

Potion avec { *Sulfate de quinine.* . . 1 *gramme.* / *Sirop diacode.* . . . 30 *grammes.*

Pansement des quatre vésicatoires, chacun avec 3 *décigrammes de sulfate de quinine. Un vésicatoire sur le thorax.*

Dans la journée, pas d'exacerbation ; l'état du malade s'améliore insensiblement.

11 septembre. Oppression moindre ; à l'auscultation, râle sous-crépitant, face moins cyanosée, langue humide, un peu saburrale à la base, pas de diarrhée, ventre souple, indolent.

Pot. gom., acétate ammoniaque, gouttes 30.

12. L'oppression diminue, dix selles, pouls 120, peu développé. *Même prescription.*

13 et 14. Même état.

15. La dyspnée augmente, stupeur, délire, réponses très-lentes, très-incomplètes. A l'auscultation, râle sous-crépitant, son clair à la percussion. Crachats abondants, blancs, muqueux, opaques, quelques-uns striés de sang, pouls très-accéléré, très-faible, régulier, selles très-nombreuses.

Un vésicatoire sur le thorax, arraché presque aussitôt.

Potion gommeuse oximel scillitique et sirop diacode.

Dans la journée du 16, la dyspnée augmente. Le soir, *un vésicatoire à une jambe.*

Potion gommeuse kermès 2 *décigrammes.*

Quatre selles dans la nuit.

17. Dyspnée extrême, figure et langue violacées, peau froide, pouls petit, misérable.

Un vésicatoire à une cuisse. Potion gommeuse avec kermès 5 *décigrammes.*

Mort à onze heures du matin.

Autopsie, 20 *heures après la mort.*

Cavité pectorale. Dans le péricarde, deux cuillerées à peu près de sérosité citrine transparente.

Cœur volumineux. Cavités un peu dilatées.

Ventricule gauche, peu de sang, quelques caillots mous, non adhérents.

Oreillette droite entièrement remplie par un énorme caillot fibrineux, blanc, fort dense, homogène, enchevêtré fortement entre les colonnes charnues. Ce caillot se continue dans la veine cave supérieure et dans ses divisions.

Le ventricule droit renferme peu de sang, mais derrière la valvule tricuspide, à l'entrée de l'artère pulmonaire, on trouve un caillot blanc, grumeleux, adhérent, faisant saillie vers les valvules sigmoïdes, la membrane interne du cœur est, en ce point, inégale et rugueuse.

Artère pulmonaire obturée par des caillots cruoriques ou fibrineux.

Poumons volumineux, d'une couleur gris-rosé, très-crépitants, emphysémateux. L'emphysême est surtout très-marqué sur la partie postérieure du poumon gauche. Cellules parfaitement distinctes, grosses comme des grains de millet.

A l'incision, liquide spumeux abondant.

Quelques lobules de substance pulmonaire sont hépatisés, noirâtres, non perméables.

Au sommet des poumons, plusieurs taches ecchymosiques.

Cavité abdominale. Muqueuse intestinale partout un peu rouge et injectée.

A la partie inférieure de l'iléum, deux ou trois plaques ovalaires, légèrement développées, sans ulcération, nombreux follicules isolés; deux ou trois de ces follicules paraissent ulcérés.

Dans le cæcum et le colon, muqueuse grisâtre, follicules isolés en grand nombre.

La muqueuse du rectum est le siége d'ulcérations très-nombreuses à l'extrémité de l'intestin, serpigineuses, peu profondes, recouvertes d'une pseudo-membrane fort mince, blanchâtre.

La rate est peu volumineuse, fort dense.

Foie sain.

La bronchite capillaire et la fièvre typhoïde sont deux maladies dans lesquelles le sang paraît subir une altération tout opposée; aussi, dans nos dernières observations, bien que le caillot des cavités droites du cœur se retrouve encore, il présente cependant des modifications remarquables; il est moins volumineux, moins fibrineux, n'occupe qu'une partie des cavités; et, dans l'observation n.° 13, il est enveloppé par une couche de sang rouge-brun, très-diffluent, ayant l'aspect de celui des fièvres typhoïdes.

La lésion des follicules intestinaux semble, de son côté, influencée par la maladie concomitante; elle est généralement peu prononcée, les plaques de Peyer peu développées, n'offrent que quelques ulcérations fort légères.

Notons ici que le malade qui fait le sujet de l'observation n.° 15 fut atteint de la bronchite capillaire dans le courant de septembre 1840, et qu'il régnait alors une épidémie extrêmement prononcée de fièvre typhoïde.

Un fait mérite encore de fixer un moment notre attention. Ce fut, dans l'observation n.° 13, l'espèce de solidarité que l'on observa entre les symptômes de la fièvre typhoïde et ceux de la bronchite.

L'apparition de l'enrouement et des sueurs coïncida avec la cessation de la diarrhée.

La diarrhée reparaît, l'enrouement, la stupeur et les sueurs diminuent.

CHAPITRE III.

HISTOIRE DE LA MALADIE.

Nous nous proposons, sous ce titre, d'exposer les circonstances qui précédèrent, et au milieu desquelles se développa l'épidémie de bronchite capillaire; et, sans avoir la prétention de parvenir à signaler les causes en vertu desquelles cette épidémie sévit presque exclusivement sur les militaires, nous rechercherons si la position spéciale ou se trouvait alors la garnison de Nantes, ne pourrait pas fournir quelques renseignements utiles, et pour expliquer les accidents qui furent observés, et pour les prévenir dorénavant.

A dater du mois de septembre 1840, les affections gastriques et abdominales acquirent sur toutes les autres une prédominance notable qu'elles conservèrent pendant les quatre derniers mois de l'année. Presque tous les militaires qu'on recevait à l'Hôtel-Dieu y entraient offrant les symptômes tantôt d'un simple embarras gastrique, tantôt d'une irritation intestinale peu franche, fort souvent d'une fièvre typhoïde plus ou moins grave. Cette constitution abdominale fut très-prononcée, surtout pendant les mois de septembre et octobre. On avait, pour ainsi dire, pas besoin d'interroger les malades à leur arrivée; tous présentaient un ensemble de symptômes qui ne différaient entre eux que par leur plus ou moins d'intensité.

Dans la salle 15, on observa en septembre plusieurs cas de choléra-morbus. Aucun ne fut mortel; mais les sujet atteints offrirent tous les symptômes qui caractérisent cette maladie: selles blanchâtres, vomissements, crampes, cyanose, refroidissement de la peau et de la langue, absence presque complète du pouls, etc.

Les affections étrangères au tube intestinal étaient rares, et presque toutes présentaient quelques complications qui les rattachaient à l'épidémie régnante, et indiquaient l'influence que la constitution abdominale exerçait sur elles.

Ainsi, le 7 septembre, un militaire du 20.e, appelé Cabo, entra à l'hôpital, salle 15; il était atteint de lumbago, douleurs très-vives dans la région lombaire, augmentant par le mouvement et la pression, langue saburrale, soif vive, abdomen indolent, diarrhée, pouls accéléré, mou. Le soir de son entrée, application de sangsues sur les reins.

L'émission sanguine assez abondante ne produisit aucun soulagement, tandis que tous les symptômes morbides se dissipèrent rapidement après l'administration d'une bouteille d'eau de Sedlitz et d'une once d'huile de Ricin.

Les fièvres intermittentes n'étaient pas nombreuses et

généralement peu opiniâtres ; le plus souvent, elles se compliquaient d'embarras gastrique, et disparaissaient à la suite d'un évacuant, sans qu'on eût besoin d'avoir recours au fébrifuge.

On n'eût pas fréquemment occasion d'observer la bronchite ; mais, dans la plupart des cas qui se présentèrent, cette affection s'accompagnait de symptômes abdominaux. Nous citerons pour exemple les deux cas suivants:

Le nommé Viau, lancier, entra le 1.er août 1840 à l'Hôtel-Dieu, atteint d'une bronchite intense ; il y resta dix-huit jours, et sortit bien portant ; mais bientôt il retomba malade, et, le 28 septembre, il rentra éprouvant, depuis quatre ou cinq jours, de la céphalalgie, anorexie, envies de vomir, langue saburrale, toux fréquente, râle sonore dans toute la poitrine, peau fraîche, pouls calme, un éméto-cathartique fut administré, provoqua de nombreux vomissements. Les symptômes d'embarras gastrique disparurent presque immédiatement, et ceux de la bronchite diminuèrent rapidement d'intensité.

Un militaire du 20.e entra à l'hôpital le 21 septembre, offrant depuis quelques jours les symptômes d'une bronchite intense; mais, en même temps, langue rouge à la pointe, affaissement extrême, stupeur, céphalalgie; pas de diarrhée, pouls très-mou. Deux petites saignées de bras furent pratiquées. Le sang était peu couenneux. La maladie fut lente à se dissiper.

Comme les bronchites, les pneumonies aiguës furent en petit nombre; rarement elles affectèrent une forme franchement inflammatoire ; souvent, au contraire, il s'y joignit des symptômes typhoïdes prononcés.

Ces symptômes typhoïdes furent très-marqués chez un malade couché dans la salle 6, au n.° 11. Chez ce malade, avec les signes de la pneumonie, on observa du délire, de la diarrhée; abdomen ballonné, gargouillement dans la région cœcale, langue rouge, quelques croûtes sur les dents et sur les lèvres.

La salle 15 contenait alors plusieurs phthisiques. Chez tous, pendant l'automne, même chez ceux dont l'affection était la plus avancée, la maladie présenta comme un temps d'arrêt; chez quelques-uns même les symptômes s'amendèrent, la toux, les crachats, les sueurs diminuèrent, le teint reprit un peu de fraîcheur, les forces reparurent. Un moment, le malade se livra à l'espérance d'une guérison prochaine, espérance qui bientôt devait être déçue.

Dans le courant de septembre, fut reçu à l'hôpital, dans la salle 15, ce militaire dont nous avons donné l'observation au n.° 15.

C'était la première bronchite capillaire que nous eussions occasion d'observer; aussi la maladie nous sembla-t-elle si extraordinaire, que nous crûmes un intant avoir affaire à une fièvre pernicieuse.

Comme nous l'avons déjà fait remarquer, la bronchite capillaire, dans ce cas, subit l'influence de la constitution régnante, et se compliqua de fièvre typhoïde.

Ce fut, du reste, un fait isolé, et plusieurs mois s'écoulèrent sans qu'on revît à l'Hôtel-Dieu de bronchite capillaire.

Pendant l'automne, on put déjà remarquer une certaine tendance à la détermination vers les parotides; et, dans la salle 15, chez deux malades atteints de fièvre typhoïde extrêmement grave, ces glandes devinrent le siége d'un gonflement considérable, qui se termina par une abondante suppuration.

Un fait qu'il est encore important de noter ici, c'est que dans les mois de septembre et d'octobre, il se présenta plusieurs cas de diphtérite. Dans la salle 15 seulement, quatre militaires furent atteints de cette redoutable affection.

Le premier, nommé Guyomard, était entré à l'Hôtel-Dieu, offrant les symptômes d'une fièvre remittente, avec diarrhée et céphalalgie. Ces symptômes persistèrent pendant cinq à six jours; puis l'enrouement, l'oppression, et tous les accidents qui caractérisent la diphtérite se développèrent et entraînèrent rapidement la mort du malade.

Chez un lancier qui succomba, au n.° 62 de la même salle, la diphtérite se combina avec la fièvre typhoïde et avec des symptômes de bronchite. La maladie présenta quelque analogie avec celle que nous avons décrite dans l'observation n.° 13. A l'autopsie, on trouva toutes les bronches tapissées par des fausses membranes, des plaques de Peyer et de nombreuses ulcérations dans les intestins, enfin une pneumonie lobulaire.

Dans les deux autres cas, la diphtérite fut légère et se borna à quelques plaques pseudo-membraneuses développées sur les amygdales et sur la muqueuse pharyngienne.

Pringle, dans son excellent ouvrage sur les maladies des armées, après avoir divisé ces maladies en deux grandes classes, maladies inflammatoires ou maladies d'hiver, et maladies septiques ou maladies d'été, fait observer que, comme le passage d'une saison à l'autre se fait par degrés insensibles, il se trouve à leur jonction un mélange des deux espèces de maladies.

Ce fut précisément ce qui arriva à la fin de 1840, et les mois de novembre et décembre, en amenant des modifications dans la température qui devint froide et humide, virent apparaître quelques changements dans la constitution médicale. Les affections typhoïdes diminuèrent notablement; les maladies devinrent moins exclusivement abdominales, il y eut une sorte de balancement, une espèce de transition; on recevait peu de malades à l'Hôtel-Dieu, et les affections dont ils étaient atteints n'offraient rien de bien déterminé. Il était facile de prévoir qu'il allait survenir quelque révolution dans la constitution médicale régnante.

Dans le courant de novembre et de décembre, on commença à voir quelques fièvres éruptives. Depuis deux ans, les affections varioleuses n'avaient pas cessé de se montrer de temps en temps à l'Hôtel-Dieu, il s'y joignit alors des rougeoles et des scarlatines; néanmoins, jusqu'au milieu de janvier, les cas de maladies cutanées furent isolés et peu nombreux.

A la fin de décembre et au commencement de janvier, sous l'influence d'un temps sec et froid, un grand nombre d'affections pulmonaires aiguës vinrent remplacer les embarras gastriques, les diarrhées, les fièvres typhoïdes. Les pneumonies, les pleurésies, les bronchites, se montrèrent très-fréquemment; mais, jusqu'au milieu de janvier, ces maladies furent franchement inflammatoires; elles cédaient promptement et facilement à un traitement antiphlogistique modéré; et, malgré le grand nombre de cas qui se présentèrent dans la salle n.° 15, on n'eut à déplorer la perte d'aucun malade. Une ou deux saignées, le kermès administré à doses moyennes, suffisaient dans la très-grande majorité des cas pour faire disparaître les symptômes inquiétants et amener la convalescence.

Vers le milieu de janvier, les fièvres éruptives, les scarlatines, les rougeoles, devinrent plus fréquentes; dès lors, les pneumonies franches disparurent, et les bronchites devinrent prédominantes. L'épidémie parut d'abord n'avoir rien d'effrayant; la bronchite se présentait avec ses symptômes ordinaires, et l'on fit peu d'attention aux premiers cas qui se montrèrent; mais bientôt survinrent les bronchites capillaires suffocantes, et, à dater de ce moment, on put apprécier la gravité de la maladie.

Pendant les mois de février, de mars et d'avril, la bronchite atteignit l'immense majorité des militaires reçus à l'hôpital; tantôt ils arrivaient offrant les symptômes de cette affection, tantôt elle venait compliquer les autres maladies qui avaient nécessité leur entrée à l'Hôtel-Dieu.

La réunion de la bronchite aux affections éruptives fut très-fréquente, et les malades qui venaient à l'hôpital avec une scarlatine ou une éruption varioleuse, ne tardaient pas à être pris de toux et des autres symptômes caractéristiques du catarrhe.

La bronchite se présentait sous deux formes distinctes,

ou bien les symptômes qui l'accompagnaient n'offraient rien de très-grave; c'étaient à peu près ceux de la bronchite ordinaire.

Ou bien elle revêtait les caractères du catarrhe suffocant; alors elle était le plus souvent mortelle, et marchait vers une terminaison fatale, en dépit des moyens les plus énergiques employés pour en arrêter les progrès.

Dans le mois de février, la bronchite affecta fréquemment la forme suffocante, la mortalité fut grande, et cependant les symptômes et les autopsies prouvèrent que, généralement, l'inflammation était restée bornée aux bronches.

Dans les mois de mars et d'avril, au contraire, les bronchites se compliquèrent fréquemment de diphtérites, de pneumonies, de pleurésies; on vit même, comme le prouvent nos observations 13 et 14, reparaître des symptômes typhoïdes.

Pendant tout le cours de l'épidémie, mais surtout pen dant les mois de mars et d'avril, on observa fréquemment le gonflement des glandes parotides et celui des testicules, souvent aussi il se développa des otites et des écoulements d'oreille.

Chez plusieurs malades de la salle 14, entrés dans les premiers jours de mars, la bronchite capillaire sembla remplacée par une sorte de catarrhe intestinal. La diarrhée, des coliques, une fièvre légère, furent les phénomènes prédominants.

Au commencement d'avril, les bronchites continuèrent à s'accompagner de diarrhée, quelquefois aussi d'accès de fièvre remittente quotidienne.

Pendant avril et mai, les symptômes abdominaux persistèrent. A la fin de mai, ils acquirent même plus d'intensité et de fréquence. On observa quelques fièvres typhoïdes et plusieurs des symptômes gastriques qui dans l'automne avaient prédominé. Les bronchites étaient encore communes, mais, cependant, il semblait qu'il y eût de nouveau quelque tendance au retour de la constitution abdominale.

Telle est l'histoire de notre bronchite capillaire ; en resumé, pendant l'automne de 1840, constitution abdominale, embarras gastrique, fièvre typhoïde, diarrhée gastro-entérite.

A la fin de décembre et dans la première moitié de janvier, pneumonies, pleurésies et bronchites simples franchement inflammatoires.

Dans la dernière quinzaine de janvier et dans le mois de février, nombreuses fièvres éruptives, épidémie de bronchites capillaires fréquemment suffocantes.

Enfin, pendant les mois de mars et d'avril complication fréquente de l'affection épidémique avec des diphtérites, des pneumonies, des épanchements pleurétiques, etc.

Ainsi que nous avons dejà eu occasion de le dire, l'épidémie porta spécialement son influence sur les militaires de la garnison; dans les salles de malades civils, on n'observa proportionnellement qu'un petit nombre de bronchites, et fort peu de malades succombèrent aux accidents du catarrhe suffocant. La garnison de Nantes était alors composée d'un bataillon du 20.e de ligne, du 72.e de ligne, et de deux escadrons du 8.e régiment de lanciers. Le bataillon du 20.e était à Nantes depuis longtemps ; mais, par suite de l'arrivée du nouveau régiment, le 72.e, il avait été obligé de quitter le quartier où il était logé, pour aller habiter une caserne provisoire établie à la Sécherie, dans une ancienne raffinerie. Les grands bâtiments qui avaient servi naguère à cette raffinerie, étaient néanmoins trop peu spacieux pour le grand nombre d'hommes qu'on y avait entassés. Les dortoirs étaient encombrés, mal clos et en même temps mal aérés. Vers la fin de la nuit, l'air devenait tellement vicié et si fétide, qu'on se voyait dans la nécessité d'ouvrir les fenêtres avant le jour pendant les temps les plus froids et les plus humides de l'hiver. Les lits n'étaient composés que de paille renfermée dans un sac de toile et d'une couverture.

Au commencement de l'hiver, ce bataillon avait reçu un grand nombre de recrues, qui, non habituées à la marche et à la fatigue s'étaient vues forcées de rejoindre le régiment par un temps affreux.

Dans la caserne, il n'y avait qu'une seule fosse d'aisance qui était en quelque sorte assiégée incessamment. Le tuyau de cette fosse se rompit par suite de sa trop grande réplétion et infecta tout le bâtiment.

Le 72.e était un régiment de nouvelle formation qui s'organisait à Nantes, il était constitué par une très-grande quantité de conscrits et par des détachements envoyés par chacun des régiments qui se trouvaient en garnison dans les départements voisins. Durant tout le temps que ces détachements furent en route pour se rendre à leur destination, il fit constamment de la pluie et un temps détestable. Les militaires conservèrent sur eux pendant plusieurs jours des vêtements mouillés.

Le régiment fut logé dans la caserne de la Visitation, caserne mal construite, mal aérée, trop étroite pour sa population.

La plupart des conscrits appelés à la fin de 1840 sous les drapeaux, se trouvaient dans une disposition d'esprit plus fâcheuse encore qu'à l'ordinaire, et qui dut exercer une certaine influence sur l'état sanitaire. Beaucoup de ces jeunes gens appartenaient à la classe de 1834, de 1835 et de 1836 ; ils ne s'attendaient plus à être appelés au service, et vivaient chez eux dans une profonde sécurité, plusieurs même étaient mariés et avaient femmes et enfants, lorsqu'ils reçurent l'ordre de partir.

Ainsi, dans le 72.e comme dans le 20.e, on comptait beaucoup d'hommes habitués à être mieux logés, à éprouver moins de fatigues et moins de froid pendant l'hiver, qui n'est pas pour les paysans la saison du travail. Ajoutons que le pain fourni aux deux régiments était mal cuit, souvent mollasse, pâteux, et de si mauvaise qualité, qu'un boulanger, en même temps entrepreneur d'omnibus, prenait le pain de munition pour nourrir ses chevaux, en échange d'un pain meilleur qu'il fournissait en moindre quantité.

Quant aux escadrons de lanciers, ils étaient en garnison à Nantes depuis long-temps ; ils ne quittèrent point le quartier où ils étaient casernés. Le service de la cavalerie était moins pénible que celui de l'infanterie. Enfin, comme le dépôt du régiment se trouvait à Pontivy, ce fut sur cette ville que furent dirigés tous les nouveaux soldats pour y être exercés.

Les lanciers ne subirent pas l'influence de l'épidémie ; il n'en vint qu'un fort petit nombre à l'hôpital pendant toute la durée de l'hiver, et généralement pour des affections étrangères à la maladie régnante : pas un dans les services dont nous étions alors chargés ne succomba à la bronchite capillaire suffocante.

Dans les deux régiments d'infanterie, la proportion des malades fut à peu près la même. Cependant, le 20.e se trouvant quatre fois moins nombreux que le 72.e, le chiffre des hommes atteint de la bronchite épidémique y fut peut-être comparativement plus considérable. Nous remarquerons que la très-grande majorité des malades se composa de recrues et de jeunes soldats, et que ce fut parmi ces nouveaux arrivés que la mort fit le plus de ravages.

Pour preuve de la fréquence bien plus grande de la bronchite chez les militaires et de sa rareté comparative chez les malades civils, nous ferons observer que, tandis que tous les malades militaires, sauf quelques exceptions, étaient atteints de bronchite; on ne nota que six cas de cette affection pendant les mois de février, mars et avril dans la salle 6, composée de trente et quelques lits, et consacrée aux malades de la ville. Ces malades furent un marinier, un tailleur de pierres, tous deux ayant été longuement exposés au froid ; un manœuvre, un ébéniste, un menuisier et un suiffier.

Dans la salle des femmes, n.o 10 (14 lits), on compta, dans la même période de temps, trois bronchites qui atteignirent une laveuse de l'Hôtel-Dieu, une fille employée à la lingerie, une domestique.

Hors de l'Hôtel-Dieu, nous eûmes assez rarement occasion d'observer la bronchite capillaire. Les sujets qui en furent atteints, étaient des vieillards ou des personnes ayant la poitrine mal conformée et affectées d'asthme, de dyspnée habituelle, ou de bronchite chronique.

Quelquefois, cependant, nous rencontrâmes la maladie chez des jeunes gens sains et vigoureux, mais qui alors avaient généralement été soumis à l'impression du froid et de l'humidité.

CHAPITRE IV.

SYMPTOMES DE LA MALADIE.

Afin d'exposer plus clairement les divers symptômes morbides qui furent observés pendant la durée de l'épidémie de bronchite, nous avons eu recours à la méthode analytique, et nous allons procéder à l'examen de chacun de ces symptômes séparément, abstraction faite de tous les autres.

Comme les signes fournis par l'appareil respiratoire furent dans le cas présent plus importants qu'aucun des autres, c'est sur eux que nous allons d'abord fixer notre attention.

Toux. — Pendant toute la durée de l'épidémie, la toux fut remarquable par sa constance, sa fréquence et son opiniâtre persistance. Quoique l'affection fût légère, la toux était extrêmement fréquente, elle devenait presque incessante chez les militaires gravement atteints par le germe épidémique.

Dans la plupart des cas, la toux était le premier symptôme morbide qui se manifesta, et les malades toussaient pendant huit ou dix jours sans ressentir aucun autre accident grave qui les empêchât de se livrer à leurs occupations ordinaires.

Au début de la maladie, la toux, ordinairement sèche, sonore, n'était suivie d'aucune expectoration, ou seulement d'une expectoration crue demi-transparente. Plus tard, surtout, lorsque l'affection était grave, et qu'elle revêtait la forme de bronchite suffocante, la toux devenait grasse, facile, amenait une abondante expectoration qui semblait devoir soulager le malade et lui procurer un moment de calme. Il n'en était rien, et la toux recommençait immédiatement après l'expulsion des crachats.

Généralement, la toux s'exaspérait pendant la nuit, et parfois alors elle devenait si importune, qu'elle mettait le malade dans l'impossibilité de se livrer un seul moment au sommeil.

La toux était ordinairement peu douloureuse, cependant les malades qui toussaient beaucoup, se plaignaient de souffrances sous sternales et épigastriques. Souvent la toux revenait par quintes convulsives, fréquentes et prolongées.

Lorsque l'affection épidémique atteignait une personne affligée d'un asthme ou d'un catarrhe chronique, alors l'invasion de la nouvelle maladie était signalée par une exacerbation notable de la toux.

Dans certains cas, la toux présenta dans son timbre une altération remarquable, elle devint étouffée, rentrante, rude, sèche, râpeuse; mais alors la bronchite était compliquée de diphtérite, et les voies aériennes tapissées et obstruées par les fausses membranes.

Expectoration. — L'expectoration fut un des phénomènes les plus saillants et les plus caractéristiques de l'épidémie de bronchite capillaire, elle mérite, en conséquence, de fixer spécialement notre attention.

Dans les premiers jours qui suivaient l'invasion de la bronchite, et pendant presque toute la durée de la maladie, lorsqu'elle offrait peu d'intensité, l'expectoration ne présentait rien de bien notable, les crachats étaient peu nombreux, rendus avec assez de difficulté, transparents ou demi-opaques, glaireux et souvent visqueux.

Lorsqu'au contraire, la bronchite s'aggravait, se prolongeait, et surtout lorsqu'elle revêtait la forme de catarrhe suffocant, l'expectoration devenait extrêmement abondante, les malades crachaient avec une facilité extrême, ils remplissaient les draps et les vases destinés à cet usage.

Les crachats étaient d'un blanc jaunâtre, opaques, pesants, arrondis, ne contenant pas une bulle d'air. Ils adhéraient fortement au fond du vase, tachaient le linge et s'entouraient sur le drap d'un cercle plus ou moins étendu. Ils étaient généralement sans odeur, formés en partie par des mucosités, en partie par une matière purulente. Les proportions de ces deux éléments de l'expectoration variaient à l'infini; mais, dans bon nombre de cas, la partie purulente dominait et paraissait former la majeure portion du crachat.

Quoique, comme nous l'avons dit tout-à-l'heure, les

crachats fussent rendus avec abondance et beaucoup de facilité, cependant cette expectoration ne paraissait nullement soulager le malade, et la sécrétion bronchique était si exubérante, qu'immédiatement après l'excrétion d'une grande quantité de mucosités, les conduits aériens paraissaient tout aussi obstrués, la dyspnée était aussi intense, l'hématose aussi imparfaite.

Quelquefois nous observâmes des crachats composés de deux parties distinctes : l'une claire, limpide, salivaire; l'autre opaque, mucoso-purulente. Ces crachats apparurent à la fin de l'épidémie, pendant les mois d'avril et de mai.

Vers la fin de mars, on remarqua qu'en général les mucosités bronchiques devenaient encore plus épaisses, plus cohérentes. Dans beaucoup de crachats, cette cohérence était telle qu'ils se desséchaient sur place en croûtes sèches.

A cette époque, la température était chaude, les sueurs abondantes; ce fut aussi à peu près dans ce temps qu'on observa le plus grand nombre de diphtérites.

Assez fréquemment, des stries sanguinolentes existaient dans les matières expectorées; mais, généralement, ce ne fut point dans les crachats mucoso-purulents rendus avec tant d'abondance par les malades atteints de bronchite suffocante, ce fut plutôt dans les crachats des sujets dont la toux était sèche, déchirante et qui expectoraient peu. Ces stries sanguinolentes se présentaient sous la forme de petits filets d'un rouge vif, non mélangés avec le crachat qui, dans ces cas, conservait toujours un aspect tout-à-fait différent des crachats rouillés caractéristiques de la péripneumonie.

Une des conséquences les plus ordinaires de la bronchite capillaire fut, comme nous le verrons plus tard, la propagation de l'inflammation des petites bronches au tissu pulmonaire lui-même; cependant, lors même qu'il y eut pneumonie lobulaire, et dans bien des cas où l'inflammation envahit toute une partie du poumon, la matière de l'expectoration resta la même, et ne présenta aucun des caractères qui distinguent la sécrétion péripneumonique.

Dans deux cas de bronchite capillaire, nous eûmes occasion d'observer une hémoptysie :

Un fusilier du 20.e contracta, dans les derniers jours de janvier, un catarrhe pulmonaire peu intense, il continua son service ; bientôt il survint de la fièvre, de l'oppression et plusieurs hémoptysies.

Le 20 janvier, il entra dans la salle 15, au n.o 12, l'hémoptysie se renouvela encore une fois, malgré une saignée, puis les symptômes de la bronchite suffocante se manifestèrent, et le malade succomba rapidement.

Un jeune homme de 24 ans, appartenant au 72.e, entra le 27 janvier à l'hôpital, salle 9, n.o 14. Il était atteint d'une bronchite intense avec enrouement.

Pres. *Saign. bras ; sangsues au larynx ; kermès.*

Amélioration légère.

Le 25 et le 26 février, recrudescence de la fièvre ; épistaxis.

Dans les premiers jours de mars, les crachats se teignent de sang; plus tard, un certain nombre de ces crachats sont entièrement formés de sang pur ; enfin, dans la nuit du 5 au 6 mars, expectoration abondante de sang presque pur, deux ou trois verres.

Le 5 au matin, bruit respiratoire obscur, sonoreité diminuée dans toute la poitrine, battements du cœur lents, accès de dyspnée à intervalles irrréguliers.

Saign. bras : vésic. sur le thorax.

7, dans la nuit, hémoptysie presque aussi abondante que la précédente. (*Nouvelle saignée.*) Soulagement, puis amélioration progressive et guérison. Convalescence longue.

Respiration. — Lorsque la bronchite était légère, la respiration ne présentait généralement aucune lésion remarquable, et la dyspnée n'était pas appréciable; seulement, quand le malade cherchait à respirer largement, il arrivait souvent que l'impression de l'air froid sur la muqueuse bronchique irritée provoquât des accès de toux.

Il n'en était plus ainsi, lorsque la bronchite acquérait une certaine intensité, et surtout lorsqu'elle revêtait la forme de bronchite suffocante, la dyspnée devenait alors extrême ; le malade ne ressentait aucune douleur aiguë qui mît obstacle aux mouvements du thorax, mais il éprouvait la sensation d'un poids qui lui comprimait la poitrine et qui le suffoquait.

Les mouvements respiratoires étaient larges et précipités, l'air semblait pénétrer librement dans la poitrine ; cependant, l'hématose restait imparfaite, et bientôt l'asphyxie devenait imminente. Il semblait que les malheureux malades fussent plongés dans le vide ou dans un gaz impropre à la respiration.

La dyspnée, dans la bronchite capillaire, n'avait plus les caractères de celle qui accompagne ordinairement la pneumonie et la pleurésie.

Dans ces maladies, les mouvements respiratoires sont précipités, mais incomplets; la dilatation latérale du thorax est toujours imparfaite, quelquefois nulle, et souvent la respiration ne se fait qu'à l'aide du diaphragme. Dans la bronchite, au contraire, rien n'arrêtait le développement du thorax, toutes les puissances inspiratrices étaient en jeu; la dyspnée avait, en un mot, les plus grands rapports avec celle des asthmatiques.

Dans certains cas, les malades, quoique fort oppressés, pouvaient conserver un décubitus presque horizontal, se couchant indifféremment sur l'un ou l'autre côté, et ne paraissant pas éprouver le besoin de changer fréquemment de position, tandis que d'autres fois une anxiété très-grande et une dyspnée extrême les forçaient à s'asseoir sur leur séant. Quelques-uns même, comme le militaire qui fait le sujet de notre observation n.° 9, se levaient et se promenaient incessamment dans la salle.

Plusieurs malades, chez qui la dyspnée s'était aggravée lentement et graduellement, ne semblaient pas s'apercevoir de leur oppression, ni apprécier la gravité de leur position; ils se trouvaient bien et s'étonnaient qu'on ne voulût pas leur donner à manger.

Lorsque l'affection fut grave et se termina par la mort, l'oppression parut ordinairement tout à coup, ou s'aggrava très-rapidement : les malades étaient atteints depuis huit à dix jours d'une bronchite qui paraissait offrir peu de gravité; souvent ils restaient au quartier et continuaient leur service, lorsque, soudainement, la dyspnée paraissait, et presque aussitôt devenait suffocante.

Cependant, l'invasion de la dyspnée n'était pas toujours aussi brusque, et fréquemment c'était par une aggravation graduelle et presque insensible qu'elle atteignait toute son intensité.

Le malade succombait généralement dans un état de demi-asphyxie. Toute la peau, et principalement celle de la face et des extrémités, présentait une teinte violacée. Les yeux étaient saillants, la langue et l'origine des muqueuses très-injectées.

Ordinairement, avant d'occasionner la mort, cette asphyxie persistait pendant plusieurs jours; puis le malade s'éteignait lentement et insensiblement, ou bien il mourait subitement, lorsque les symptômes semblaient indiquer encore quelque temps d'existence.

Chez les deux militaires dont nous avons décrit la maladie dans nos observations 1 et 2, la dyspnée présenta des intermittences et des exacerbations bien tranchées.

Chez le n.° 1, les exacerbations offrirent une périodicité qui fit croire à l'existence d'accidents pernicieux, et engagèrent à tenter l'administration des fébrifuges.

Chez le n.° 2, les accès n'offrirent plus la même régularité; ils étaient de courte durée, disparaissaient plusieurs fois dans la journée, et cessaient sans laisser pour ainsi dire de trace. Après deux ou trois jours, les intermittences disparurent, la dyspnée devint continue et s'aggrava rapidement.

Auscultation. — Les résultats donnés par l'auscul

tation pendant la durée de la bronchite furent remarquables par la constance avec laquelle les râles bullaires, muqueux, sous-crépitants et crépitants se reproduisirent.

Il se présenta bien quelques cas très-légers, au début de l'épidémie, dans lesquels l'auscultation n'indiqua la présence d'aucun râle, quelquefois aussi on n'entendit que les râles sonores et sibilants ; mais ces cas furent exceptionnels, et toutes les fois que la maladie fut grave et qu'elle offrit les symptômes caractéristiques de la bronchite capillaire, on trouva à l'auscultation les râles bullaires que nous avons indiqués. Celui de ces râles que l'on rencontra le plus généralement, fut le râle sous-crépitant, ce fut véritablement le râle de l'épidémie, quelquefois il devenait plus humide, ses bulles étaient plus grosses, il se transformait en râle muqueux ; quelquefois, au contraire, il était plus fin, plus sec, et constituait un véritable râle crépitant. Quoique ces variétés des râles bullaires ne doivent être considérées que comme de simples modifications d'un même bruit, elles sont néanmoins importantes à noter en ce qu'elles servent à préciser le point de l'arbre aérien où le phénomène se passe.

Dans les cas graves surtout, lorsque la bronchite devenait suffocante, le râle sous-crépitant s'entendait ordinairement dans toute la poitrine; lorsqu'au contraire la maladie présentait moins d'intensité, le râle restait limité à une partie des poumons, il était alors presque toujours plus prononcé et plus étendu à droite qu'à gauche. L'existence du râle sous-crépitant semblait lié à celle de la bronchite capillaire ; plusieurs malades entrèrent à l'hôpital, offrant les symptômes d'une bronchite ordinaire, on n'entendait que les râles sonores et sibilants; peu à peu le catarrhe se transformait en bronchite capillaire, et l'on voyait apparaître le râle sous-crépitant qui d'abord limité à un point circonscrit, s'étendait et finissait par envahir toute la poitrine. Il en fut ainsi chez le n.° 38 de la salle 16, observation n.° 5.

Lorsqu'à la suite de la rétrocession de l'éruption rubéolique, ce malade commença à tousser, on entendait le râle sous-crépitant à la partie inférieure du côté droit; dans tous les autres points du thorax, on ne trouvait que des râles sonores et sibilants. Insensiblement, la maladie s'aggrava, la bronchite devint suffocante, et l'auscultation indiqua du râle sous-crépitant dans toute la poitrine.

Très-fréquemment, le râle sous-crépitant se mélangeait de râle sonore et de râle sibilant.

La respiration bronchique, la bronchophonie et l'égophonie, ne furent notées que lorsqu'il y eut complication de pleurésie et de pneumonie, encore fallait-il que cette pneumonie ne fût pas lobulaire : car souvent à l'autopsie nous trouvâmes de nombreux noyaux pulmonaires hépatisés, sans que pendant la vie l'auscultation en eût indiqué la présence.

Dans la respiration normale, le bruit d'expiration est infiniment moins fort et moins prolongé que celui d'inspiration. Selon M. Fournet, ces deux bruits sont entre eux dans les rapports de 2 à 10; or, chez plusieurs de nos malades, le bruit expiratoire avait acquis plus d'intensité, il égalait et dépassait même parfois le bruit inspiratoire. Sa durée était prolongée, il paraissait renflé, rude, et s'accompagnait d'une sensation de froissement très-prononcée; ce bruit offrait enfin tous les caractères qui d'après les auteurs modernes indiquent l'emphysême pulmonaire.

A moins qu'il n'y eût complication de pleurésie ou de pneumonie, la respiration dans la bronchite capillaire s'entendit toujours dans toute l'étendue de la poitrine; seulement, dans les points où le bruit vésiculaire n'était pas masqué par les râles, il paraissait diminué d'intensité et un peu obscur.

L'auscultation du cœur ne donna pas de résultats bien importants, elle fut généralement négligée dans les cas légers, alors qu'il n'existait aucun symptôme morbide du côté de cet organe; mais, dans les cas graves où l'hématose et la circulation paraissaient si gravement lésées, l'auscultation fut pratiquée avec attention. Les battements du cœur étaient précipités, sourds et petits, ils ne s'accompagnaient d'aucun bruit anormal, peut-être ces bruits étaient-ils couverts par les râles pulmonaires qui, jusqu'aux derniers instants, conservaient toute leur intensité.

Percussion. — Dans les premiers mois de l'épidémie, toutes les fois que la maladie n'était compliquée ni de pleurésie ni de pneumonie étendue, quelle que fût du reste sa gravité, lors même qu'elle revêtait la forme suffocante, que l'asphyxie était imminente, et que les poumons paraissaient imprégnés de mucosités purulentes, la poitrine percutée avec soin présentait une résonnance parfaite, le son était même souvent exagéré et faisait pressentir l'emphysême pulmonaire que l'on rencontrait après la mort. Sur la fin de l'épidémie, pendant le mois d'avril et le commencement de mai, les signes fournis par la percussion n'offrirent plus cette uniformité, et l'on trouva souvent de la matité dans une portion plus ou moins étendue du thorax. Cette matité avait le plus ordinairement son siége à la partie inférieure du côté droit.

En terminant cet exposé des signes fournis dans la bronchite capillaire par l'auscultation et la percussion, nous ferons remarquer que, dans cette maladie, comme dans la plupart de celles qui affectent l'appareil respiratoire, les symptômes morbides furent en général plus prononcés à droite qu'à gauche.

Lorsque les râles ne s'entendaient que d'un seul côté, c'était dans les bronches du côté droit qu'ils avaient leur siége; lorsqu'ils envahissaient toute la poitrine, ils conservaient à droite une certaine prédominance. Il en fut de même pour la percussion, et la matité fut moins fréquente à gauche que du côté opposé.

Circulation. — Au début de la bronchite, quelque légère qu'elle fût, la fièvre se montrait à peu près constamment. Tous les militaires qui arrivaient à l'hôpital, lors même qu'à leur entrée ils étaient dans un état d'apyrexie complète, se plaignaient d'avoir eu la fièvre pendant quelques jours au moment où ils étaient tombés malades. Cette fièvre s'accompagnait quelquefois de frissons vagues et souvent semblait offrir quelque chose de rémittent. Dans les cas où la maladie présentait peu d'intensité, la fièvre d'invasion se calmait quelquefois, et la bronchite persistait alors avec opiniâtreté sans donner lieu à aucune réaction générale ; cependant, il arrivait fréquemment, qu'après un séjour plus ou moins prolongé à l'hôpital, la fièvre reparût, et que tous les accidents reprissent sans cause connue une nouvelle activité.

Toutes les fois que la bronchite offrit quelque gravité, les fonctions de l'appareil circulatoire furent troublées.

Dans quelques cas, le pouls se montra très-dur, et conserva ce caractère, même après des saignées répétées. Cette qualité du pouls existait au plus haut degré chez un militaire couché au n.° 16 de la salle 16.

Chez les malades qui furent atteints de la bronchite consécutivement à une affection éruptive, le pouls présenta rarement cette dureté, il était ordinairement accéléré, mais en même temps mou et dépressible.

Dans les cas nombreux où la bronchite capillaire revêtit la forme de catarrhe suffocant, le pouls fut constamment très-accéléré, et cette accélération augmentait à mesure qu'on se rapprochait de la terminaison fatale. Le pouls était alors petit, il s'effaçait sous la moindre pression, et la circulation semblait à chaque instant sur le point de s'interrompre.

Quelquefois, le pouls paraissait assez large, assez développé ; mais, pour peu qu'on comprimât l'artère, ses battements disparaissaient complétement.

Dans quelques cas très-graves, la saignée exerça sur la circulation une action remarquable. Au moment où on pratiquait l'opération, le pouls semblait plein, assez résistant ; à peine le sang avait-il commencé à couler, qu'il s'accélérait, s'affaiblissait, et bientôt il survenait une lipothymie, qui forçait à terminer l'évacuation sanguine.

Durant la convalescence, ordinairement fort longue, le pouls conservait une grande variabilité. On le trouvait, à de courts intervalles, tantôt calme, tantôt fréquent, sans qu'on pût, dans bien des cas, remonter à la cause de ces variations.

Pendant les premiers mois de l'épidémie, le sang retiré de la veine présenta généralement les caractères suivants :

Caillot volumineux, sérosité claire, citrine, en proportion peu considérable. Le caillot se recouvrait constamment d'une couenne fort épaisse, jaunâtre, d'une densité moyenne, d'apparence fibrineuse, non relevée sur ses bords. Quelquefois, cette couenne se formait avec une rapidité extrême; elle semblait souvent acquérir d'autant plus d'épaisseur, que les émissions sanguines étaient plus répétées.

Le malade de notre observation n.° 5 présenta, sous ce rapport, une exception fort rare à cette époque. Chez lui, le sang se montra assez riche; mais le caillot était peu consistant, et ne se recouvrit point de la couenne inflammatoire. Ce malade avait été atteint précédemment d'une fièvre scarlatine.

Sur la fin de l'épidémie, l'état du sang se modifia, et la couenne disparut dans la plupart des cas.

Un de nos militaires, couché au n.° 24 de la salle 16, avait été saigné lors de son entrée à l'hôpital, et le sang s'était montré couenneux; plus tard, lorsque les modifications dont nous venons de parler se furent généralement opérées dans le sang, de nouvelles émissions sanguines lui furent pratiquées; le sang ne présenta plus alors aucune trace de couenne inflammatoire.

Appareil digestif. — Dans la bronchite capillaire, les symptômes fournis par l'appareil digestif eurent, en général, une importance secondaire. La plupart des malades accusaient une soif très-vive que rien ne pouvait satisfaire. La langue était humide, ordinairement pâle, ou recouverte d'un enduit blanchâtre muqueux et saburral. On la trouva quelquefois rouge et fendillée; mais alors la bronchite capillaire avait été précédée par une affection éruptive. Lorsque la maladie était grave, il y avait ordinairement anorexie complète et même dégoût pour les aliments. Cependant, dans quelques cas, l'appétit se conserva, pour ainsi dire, intact; et, jusqu'à ses derniers moments, le malade demanda avec instance qu'on lui donnât du pain.

Dans les cas où la toux revenait sous forme de quintes prolongées, elle provoqua fréquemment le vomissement.

Chez un malade entré le 27 février dans la salle 14, avec les symptômes de la bronchite capillaire compliquée d'oreillons et d'orchite, les vomissements furent opiniâtres et répétés, quoique la toux fût rare. Ils étaient provoqués par la moindre ingestion dans l'estomac, soit d'aliments, soit de tisanne.

L'abdomen était souple et indolent à la pression. Pendant les premiers mois de l'épidémie, la constipation fut habituelle, et cependant, dans plusieurs cas, le kermès donné à doses modérées, provoqua des selles tellement nombreuses, qu'on fut obligé d'en suspendre l'administration.

Sur la fin de la maladie, les diarrhées devinrent beaucoup plus communes.

Chez plusieurs malades entrés dans la salle 14, dans les derniers jours de février, la bronchite capillaire sembla s'éclipser devant un catarrhe intestinal. On observait toujours de la toux : mais la diarrhée et les coliques furent les phénomènes prédominants.

Le 15 mars, dix ou douze convalescents de la même salle s'étant exposés au grand soleil (il faisait alors une chaleur d'été), furent pris de fièvre, de céphalalgie et de diarrhée avec coliques.

Enfin, sur la fin de mars, nombre de bronchites furent avantageusement modifiées à la suite de l'apparition de la diarrhée. La toux, l'expectoration mucoso purulente qu'avaient à peine amendées les saignées, les vésicatoires et les loocks kermétisés, diminuèrent brusquement sous l'influence d'une diarrhée spontanée ou provoquée par un purgatif.

Fonctions de relation. — La plupart des malades se plaignaient d'éprouver une céphalalgie quelquefois très-intense. Cette céphalalgie avait habituellement son siége dans la région frontale, augmentait considérablement, et devenait parfois intolérable pendant la toux. Elle céda, dans la plupart des cas, assez facilement, aux émissions sanguines, et disparut même spontanément au bout de quelques jours, lorsque l'affection était légère.

Lors même que l'oppression était extrême et que la suffocation paraissait imminente, les facultés intellectuelles restèrent intactes, et les malades qui périssaient asphyxiés, conservaient leur connaissance et leur espoir jusqu'à leurs derniers moments.

On observa quelquefois des rêvasseries ; mais, dans un ou deux cas seulement, un véritable délire.

Quand la maladie était légère, l'expression de la physionomie ne présenta rien de notable, le teint était souvent rouge et un peu animé. Lorsqu'au contraire, l'affection devenait suffocante, le facies prenait un caractère particulier, la peau était cyanosée, bleuâtre; la figure exprimait l'inquiétude, l'anxiété. L'aspect du malade suffisait alors pour établir le diagnostic de l'affection épidémique.

Dans quelques cas, le teint resta pâle et plombé.

La chaleur de la peau était, en général, en harmonie avec l'état du pouls. Dans le catarrhe suffocant, la peau devenait froide et se recouvrait d'une sueur visqueuse et gluante de mauvais présage.

Quelquefois, il survint des sueurs abondantes, à la suite desquelles les symptômes s'amendèrent notablement.

Assez souvent, le timbre de la voie présenta quelque altération, la parole était faible, enrouée, éteinte. Le malade se plaignait d'une douleur plus ou moins intense dans la région du larynx, quelquefois même l'aphonie était complète; mais alors la bronchite capillaire était ordinairement compliquée de diphtérite.

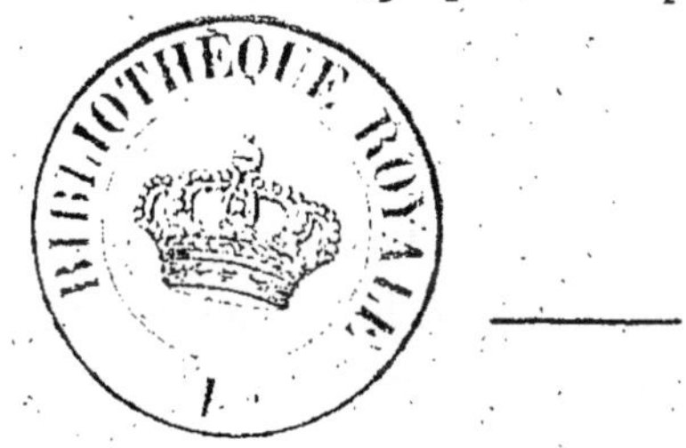

CHAPITRE V.

MARCHE, DURÉE, TERMINAISON DE LA BRONCHITE CAPILLAIRE.

MARCHE. — La bronchite capillaire, dans le courant de l'épidémie, se présenta sous deux formes bien distinctes : bronchite capillaire simple, bronchite capillaire suffocante.

1.° *Bronchite capillaire simple.*

En général, la bronchite capillaire simple affecta une marche assez irrégulière, sans périodes bien tranchées.

Un jeune soldat vigoureux, bien constitué, après avoir été exposé au froid et à l'humidité, quelquefois sans cause connue, contractait une bronchite. La maladie débutait par quelques accès de fièvre rémittente avec toux et céphalalgie. Au bout de deux ou trois jours, la fièvre se calmait, mais la toux persistait ; le malade continuait son service, s'échauffait, se mettait en sueur, puis se refroidissait brusquement. Les symptômes de bronchite s'aggravaient, peu-à-peu la toux devenait plus fréquente, souvent la fièvre reparaissait, enfin le malade se voyait forcé d'entrer à l'hôpital.

Il présentait alors les symptômes suivants : face rouge, injectée, céphalalgie augmentant par les secousses de la toux, voix légèrement enrouée, toux fréquente, revenant souvent par quintes prolongées, et s'accompagnant de douleurs épigastriques et sous-sternales ; expectoration tantôt claire, transparente, peu abondante, dans quelques cas striée de sang ; tantôt opaque, jaunâtre, facile ; oppression peu marquée ; son clair à la percussion, parfois un peu d'obscurité dans un point.

A l'auscultation : râle sous-crépitant dans une étendue plus ou moins considérable du thorax, râles sonores et sibilants, peau chaude, pouls accéléré, fréquemment dur et développé, langue humide, couverte d'un enduit blanchâtre, soif, abdomen indolent, constipation, insomnie ou sommeil interrompu par la toux dont les accès sont plus rapprochés pendant la nuit.

Dans les jours qui suivaient l'arrivée du malade, sous l'influence du repos et d'un traitement énergique, la plupart des symptômes que nous venons de décrire diminuaient d'intensité, la toux perdait de sa fréquence, la chaleur de la peau se tempérait, le pouls se calmait ; on s'attendait de jour en jour à voir la convalescence se déclarer, lorsque tout-à-coup, et dans bien des cas sans cause appréciable, la bronchite capillaire reprenait sa première gravité.

Au bout de quelque temps, les symptômes s'amendaient

de nouveau; puis, au moment où le malade songeait à quitter l'hôpital, alors qu'il ne restait plus qu'un peu de toux, il n'était pas rare qu'une nouvelle rechute vînt encore le retenir pour plusieurs semaines à l'Hôtel-Dieu.

Du reste, jusqu'à la fin de la maladie, dans cette forme de la bronchite capillaire, les symptômes restaient à-peu-près les mêmes, et ne variaient que sous le rapport de l'intensité. La toux, le râle sous-crépitant, étaient constants, l'expectoration, dans les cas mêmes où lors de l'entrée du malade elle avait paru glaireuse, demi-transparente, ne tardait pas à devenir opaque, mucoso-purulente; l'oppression n'était jamais menaçante et ne se traduisait que par un peu d'accélération dans les mouvements respiratoires.

A l'occasion des fréquentes rechutes auxquelles les malades étaient sujets pendant leur séjour à l'Hôtel-Dieu, il n'est peut-être pas sans importance de noter ici les circonstances dans lesquelles ils se trouvaient placés.

Les militaires, pendant la durée de l'épidémie, entraient en foule à l'hôpital et s'y accumulaient. Non-seulement tous les lits étaient pleins dans chaque salle, mais on avait été obligé d'y dresser de nombreuses couchettes provisoires.

En conséquence de cet encombrement, l'air des salles avait besoin d'être fréquemment renouvelé, et l'on se voyait forcé de tenir presque constamment les croisées ouvertes dans une saison très-humide et très-froide.

Tous les malades étant atteints de bronchite, on ouvrait de préférence les fenêtres auprès de ceux chez lesquels la maladie avait perdu de son intensité ; or, les lits n'ayant pas de rideaux, le malade se trouvait dans l'impossibilité de se soustraire au contact de l'air froid.

Outre ce premier inconvénient, déjà très-grave, on connaît l'influence fâcheuse exercée sur la marche des convalescences par l'accumulation, dans une salle, d'un grand nombre de malades atteints d'une même affection épidémique; aussi la proportion des sortants de l'Hôtel-Dieu n'était-elle aucunement en rapport avec celle des malades entrant, et l'encombrement allait croissant.

Ce fut alors que l'administration crut devoir consacrer aux malades militaires plusieurs salles ordinairement occupées par des vénériens et des malades civils. Cette mesure, en réduisant à leur nombre ordinaire les lits contenus dans chaque salle, sembla produire de bons effets.

2.° *Bronchite capillaire suffocante.*

A son début, la bronchite capillaire qui, plus tard, devait se transformer en bronchite suffocante, ne présentait rien dans ses symptômes qui la distinguât des bronchites épidémiques simples.

Le malade continuait de vaquer à ses occupations; puis, au bout de quelques jours, souvent après une nuit de fatigue, on voyait apparaître la dyspnée et la suffocation.

Cette transformation de la bronchite ordinaire en bronchite suffocante avait lieu, dans la plupart des cas, très-rapidement, et l'oppression faisait en peu d'instants de tels progrès, qu'il y avait nécessité d'apporter immédiatement le malade à l'hôpital.

La période de suffocation était caractérisée par les symptômes suivants :

Peau pâle et cyanosée, froide, et souvent recouverte d'une sueur visqueuse; yeux saillants, conjonctives injectées, faciès exprimant l'inquiétude et l'angoisse produite par la gêne extrême de la respiration et de la circulation; mouvements respiratoires larges, très-accélérés, analogues à ceux des asthmatiques, sensation d'une compression exercée sur la poitrine, toux très-fréquente, quelquefois presque incessante, grasse, humide, souvent peu douloureuse, expectoration abondante de crachats opaques, mucoso-purulents; sonorité, la plupart du temps, parfaite et même exagérée dans toute la poitrine; bruit respiratoire obscur, masqué par des râles sous-crépitants et muqueux entendus dans toutes les parties du thorax, bruit expiratoire fréquemment rude, prolongé et renflé; battements du cœur petits, tumultueux, accélérés, sans bruit anormal appréciable; pouls très-accéléré, très-dépressible; céphalalgie souvent atroce, facultés intellectuelles intactes, langue humide, violacée, couverte de mucosités blanchâtres; abdomen indolent, constipation.

Aussitôt l'arrivée du malade à l'Hôtel-Dieu, le traitement le plus actif était employé; il se manifestait alors une légère amélioration; la dyspnée diminuait, l'anxiété était moindre, le pouls se relevait; mais, au bout de quelques heures, les symptômes reprenaient toute leur intensité, l'asphyxie faisait insensiblement des progrès, aucun moyen ne pouvait plus enrayer sa marche, et le malade se voyait mourir, en conservant sa connaissance jusqu'à ses derniers moments.

La mort arrivait de deux manières : ou bien la suffocation était lente, graduelle, et le malade s'éteignait peu à peu, ou bien il périssait brusquement à la suite d'un mouvement, dans son lit, sans qu'on eût le temps d'aller chercher l'élève de garde.

Dans quelques cas, ainsi que le prouvent nos observations 1 et 2, les accidents, dans la période de suffocation, ne suivirent pas une marche continue, et s'offrirent sous la forme d'accès intermittents, revenant tantôt irrégulièrement, tantôt d'une manière assez périodique pour faire espérer quelques succès de l'emploi du sulfate de quinine.

Chez plusieurs militaires qui furent atteints de bronchite suffocante, la transformation fâcheuse eut lieu dans l'hôpital même, et chez des malades qui y séjournaient déjà depuis un certain temps. Cet accident s'observa surtout fréquemment à l'époque de l'encombrement dont nous avons parlé.

Lorsque le catarrhe suffocant se développa ainsi dans l'hôpital, il atteignit souvent les malades entrés à l'occasion d'une fièvre scarlatine, ou d'une autre affection éruptive ; mais jamais, dans ces cas, les accidents caractéristiques ne débutèrent pendant la période d'éruption.

Durée.— La durée de la bronchite capillaire épidémique fut extrêmement variable ; et, sous ce rapport, il est encore nécessaire de maintenir notre distinction entre la bronchite capillaire simple et la bronchite capillaire suffocante.

Dans la bronchite suffocante, la première période pendant laquelle la maladie conservait son caractère de simplicité, n'avait pas de durée déterminée. Dans quelques cas, cette période était courte; quelquefois, elle fut extrêmement prolongée. Nous citerons pour exemple le fait suivant :

Un manœuvre, âgé de 36 ans, d'une constitution assez vigoureuse, habituellement d'une bonne santé, cependant sujet à s'enrhumer pendant l'hiver, fut pris au commencement de novembre 1840 d'un catarrhe qui, à son début, s'accompagna de fièvre. Au bout de quelques jours, la fièvre se dissipa, et le malade put reprendre ses occupations. Néanmoins, la toux continua d'être fatigante, et persista pendant les mois de novembre, décembre et janvier 1841. Vers la fin de janvier, la fréquence de la toux augmenta encore notablement; il s'y joignit de l'oppression et de la fièvre. Peu à peu, ces symptômes acquirent plus de gravité, et, le 9 février, à peu près trois mois après le début de sa bronchite, le malade entra à l'Hôtel-Dieu, offrant tous les symptômes d'un catarrhe suffocant auquel il ne tarda pas à succomber.

A partir du moment où on observait la transformation en bronchite suffocante, la marche de la maladie était beaucoup plus rapide, et la mort, qui avait lieu dans la majorité des cas, survenait au bout de quelques jours, d'autant plus promptement que la suffocation avait acquis plus brusquement toute son intensité.

Lorsque la dyspnée ne devenait que graduellement suffocative, comme cela avait lieu souvent à la suite des fièvres éruptives, la maladie était plus longue, et la mort n'arrivait qu'au bout de 7 à 8 jours.

La durée de la bronchite capillaire simple offrit encore plus d'incertitude que celle de la bronchite suffocante. Il était impossible, même dans les cas les plus légers, de déterminer l'époque à laquelle le malade, ne présentant plus aucun symptôme morbide, pourrait sortir de l'Hôtel-Dieu.

La toux était toujours le symptôme le plus opiniâtre; souvent les autres accidents avaient entièrement disparu, mais la toux persistait, et, tant qu'elle existait, on devait craindre une rechute.

Afin de donner une idée exacte de l'état dans lequel se trouvaient les malades au bout de plusieurs semaines de séjour à l'Hôtel-Dieu, nous transcrirons ici une note prise dans la salle 14, le 5 mars 1841.

Près de vingt malades atteints de bronchite et déjà, pour la plupart, dans la salle depuis quatre à cinq semaines, présentent encore les symptômes suivants :

Les uns, et c'est le plus grand nombre, toussent beaucoup, surtout la nuit; ils expectorent des mucosités jaunes puriformes. L'auscultation fait entendre dans les deux poumons, principalement dans leur moitié supérieure, des râles sous-crépitants à plus ou moins grosses bulles. Cette première catégorie de malades a peu ou point de fièvre. Les malades de la seconde catégorie présentent une petite fièvre continue redoublant le soir. Les râles bullaires sont encore chez eux plus manifestes que chez ceux de la première classe; l'expectoration est plus abondante, la sonorité du thorax assez souvent altérée.

Pour preuve de l'opiniâtreté que présenta, dans certains cas, la bronchite capillaire, nous citerons l'observation suivante :

Bachelier (Anne), âgée de 62 ans, employée à la blanchisserie de l'Hôtel-Dieu, entra, vers le milieu de décembre 1840, au cabinet 10, présentant les symptômes d'une bronchite. Elle fut saignée et sortit au bout de huit jours pour reprendre son travail.

Le 2 février, elle revint dans la salle, beaucoup plus malade que précédemment. Face colorée, un peu violette, toux fréquente et douloureuse, expectoration mucoso-purulente, dyspnée, céphalalgie, pouls fréquent, petit, un peu résistant, râle sous-crépitant dans les deux côtés de la poitrine, sonorité parfaite.

Du 3 au 12 février, *4 saignées de bras ; vésicatoire sur la poitrine ;* 15 *sangsues sur le sternum ; laxatif ; potions kermétisées.*

13, amélioration assez sensible.

16, toux toujours fréquente.

Jusqu'au 25 février, continuation du kermès ; amélioration très-lente, mais progressive.

Dans les derniers jours de février, diarrhée passagère, qui ne paraît produire aucune modification dans l'état morbide, expectoration puriforme abondante.

Le 18 mars et les jours suivants, mieux sensible ; la malade fait plusieurs imprudences, elle va laver et se promener en ville.

23 mars, rechute, pneumonie à droite, crachats rouillés, visqueux, râle crépitant, bronchophonie. (*Saignée de bras.*)

24, *sangsues,* 20 *sur le côté droit.*

27 et 28, *potion avec tartre stibié,* 30 *centigrammes.*

Du 29 mars au 7 avril, légère amélioration ; râle sous-crépitant des deux côtés de la poitrine, son un peu obscur à droite.

Potion avec kermès, 50 *centigrammes*.

Le 31 avril, *vésicatoire sur le thorax*.

Jusqu'au 11 mai, l'expectoration a toujours été abondante; les crachats ont repris l'aspect qu'ils avaient avant la rechute; le râle sous-crépitant a persisté. Depuis quelques jours seulement, les bulles sont devenues plus grosses, plus humides; les forces et l'appétit ont reparu progressivement.

12 mai, *pilules avec* { *gom. ammon.*, 30 *centig.* / *savon*, 60 *centig.* }

21 mai, même traitement, la malade expectore toujours.

Sortie dans les derniers jours de mai.

Terminaison. — Dans la plupart des affections catarrhales, l'expectoration, au bout de quelques jours, devient épaisse, opaque, muqueuse; dès-lors, tous les symptômes morbides disparaissent, et la maladie est jugée. Il n'en fut point ainsi en 1841, et l'épaississement de l'expectoration, loin d'être d'un augure favorable, annonçait, dans la plupart des cas, une aggravation des symptômes, souvent même la transformation en bronchite suffocante.

Les sueurs furent rarement critiques; lorsqu'elles se manifestaient, elles étaient symptomatiques de la dyspnée, et indiquaient la gêne de la circulation et de la respiration. Cependant, chez un malade, couché au n.° 16 de la salle 16, il se déclara, dans le courant d'une bronchite capillaire simple, des sueurs extrêmement abondantes; le pouls se développa, la peau était chaude et d'un rouge vif; au bout de quelques jours, la toux et les autres symptômes fâcheux diminuèrent notablement.

Ainsi que nous l'avons dit plus haut, dans le courant des mois de mars et d'avril, il survint souvent, chez les malades atteints de bronchite, des diarrhées qui semblèrent modifier avantageusement la maladie.

Bertin (François), fusilier au 72.e de ligne, âgé de 22 ans, entra le 6 mars à l'Hôtel-Dieu : Oppression, toux fréquente, retentissante, peu d'expectoration, pouls fébrile.

Du 7 au 25 mars, *plusieurs saignées sont pratiquées; de nombreux vésicatoires appliqués sur la poitrine; looch blanc avec sirop diacode et kermès*, 10, 20 *et* 25 *centigrammes.*

Malgré l'emploi de ces moyens, les symptômes de bronchite, loin de diminuer, prennent encore plus de gravité. On constate l'existence de râle sous-crépitant plus prononcé à gauche qu'à droite.

Le 25 mars, il survint spontanément une diarrhée abondante.

Le 29, la diarrhée persiste; la toux, la dyspnée et les râles ont diminué notablement, l'expectoration est presque nulle, fièvre bien moindre.

Le 4 avril, la diarrhée continue encore, la toux a disparu, la fièvre et tous les autres accidents n'existent plus. Bientôt, la diarrhée elle-même disparaît, et le malade entre en convalescence.

Il se présenta quelques cas rares dans lesquels les affections éruptives parurent accélérer la guérison de la bronchite. Nous citerons pour exemple l'observation suivante :

Couchouron (René), fusilier au 72.e, entra le 18 février dans la salle 14, offrant les symptômes de la bronchite épidémique. *Il fut saigné deux fois.*

Le 12 mars, apparition d'une éruption de rougeole, à la suite de laquelle la toux devient plus fréquente.

2 *nouvelles saignées sont pratiquées.*

Le 21 mars, expectoration très-abondante de crachats mucoso-purulents, râles sous-crépitants très-marqués à droite.

Un vésicatoire sur le côté; kermès, 10 *centig.*

Jusqu'au 24, même état. Le 24, fièvre, oppression. Les jours suivants, apparition de quelques pustules varioleuses sur le col et sur les épaules; diminution notable de la toux et de l'expectoration, coïncidant avec cette éruption.

Le 31, toux peu fréquente, l'expectoration, qui chaque jour couvrait le fond du crachoir, se réduit à quelque rares mucosités moins jaunes, moins épaisses.

Du 7 au 9 avril, il apparaît de nouveau quelques taches rubéoliques sur les bras, sans fièvre.

Le malade est convalescent.

CHAPITRE SIXIÈME.

LÉSIONS CADAVÉRIQUES.

1.° *Larynx.* — *Trachée-artère.* — *Bronches.*

Les lésions cadavériques dues à la bronchite capillaire furent extrêmement remarquables, et par leur caractère tout spécial, et par leur uniformité. Elles varièrent, en effet, rarement, et seulement dans les cas où la maladie elle-même présenta quelques complications.

Lorsqu'on incisait le larynx, la trachée-artère et les bronches, on trouvait ces organes entièrement remplis par un liquide blanchâtre ou jaunâtre, mucoso-purulent, analogue à celui dont étaient formés les crachats.

Quelquefois, ce liquide était tellement abondant, qu'il refluait dans la bouche et les fosses nasales, et qu'il s'écoulait au dehors en quantité considérable au moindre mouvement qu'on imprimait au cadavre.

On le retrouvait jusque dans les plus petits canaux bronchiques, dont il obstruait entièrement le calibre, comme s'il y eût été poussé par une injection.

Quand on coupait le poumon, on voyait sourdre à la surface des coupes une infinité de gouttelettes jaunâtres qui, pour peu qu'on exerçât sur le parenchyme pulmonaire la moindre pression, sortaient par les extrémités béantes des petites bronches divisées.

La consistance de ce liquide mucoso-purulent était variable. Dans quelques cas, sans qu'il y eût véritablement diphtérite, on trouva déposé, sur une étendue plus ou moins considérable de la muqueuse, une couche très-mince, demi-concrète, formée par le produit épaissi des sécrétions bronchiques.

On rencontra même, à l'autopsie d'un malade mort au n.º 12 de la salle 16, une matière épaisse d'apparence fibrineuse, occupant les petites bronches, élastique et assez consistante pour pouvoir être allongée et tirée de la cavité bronchique, au moyen de pinces.

Depuis l'ouverture de la glotte jusqu'au point le plus éloigné où il fut possible de suivre les divisions bronchiques, toute la muqueuse était constamment rouge et enflammée.

Cette rougeur était ordinairement uniforme, due à une injection extrêmement fine des plus petits vaisseaux, et d'autant plus prononcée, qu'on observait une bronche d'un moindre calibre.

Quelquefois, surtout lorsqu'il y avait eu fièvre éruptive, la muqueuse offrit une teinte violacée générale.

On trouva, dans un cas, à la face postérieure du larynx, au-dessus du cartilage aryténoïde gauche, une tuméfaction de la muqueuse ou du tissu sous-muqueux en forme de mamelon, dépassant de deux lignes environ le niveau de l'aryténoïde droite.

Chez le sujet de l'observation 13.e, le larynx présentait des taches d'un rouge érythémateux, recouvertes de pseudo-membranes très-minces.

Chez le militaire de l'observation 1.re, la muqueuse laryngée, d'une couleur rose assez vive, et même violacée en quelques points, offrait, dans sa moitié antérieure, des érosions notables, recouvertes et entourées d'une exsudation pseudo-membraneuse peu adhérente, rappelant pour l'aspect l'exsudation du muguet.

A l'autopsie d'un sujet dont la bronchite avait été compliquée de diphtérite, on rencontra, sur le bord droit de l'épiglotte, une plaque assez étendue, formée par une véritable escarre de la muqueuse; une semblable escarre existait encore sur la partie postérieure du pharynx.

On a quelquefois, dans la bronchite capillaire suffocante, observé la dilatation des petites bronches; nous n'eûmes qu'une seule fois, dans l'épidémie de 1841, l'occasion de noter cette lésion, nous l'avons consigné dans notre 8.e observation. A la partie inférieure du poumon et dans les couches parenchymateuses superficielles, les tuyaux bronchiques offraient en quelques points une dilatation fusiforme.

2.° *Poumons.*

Les lésions cadavériques que présenta le poumon furent :

1.° L'emphysème.

2.° L'engorgement pulmonaire, tantôt sous la forme de pneumonie lobulaire, tantôt sous celle d'engouement ou d'hépatisation lobaire plus ou moins étendue.

L'emphysème pulmonaire se rencontra à peu près constamment.

Au moment où l'on ouvrait la poitrine et où l'on enlevait le sternum, les poumons, comprimés dans la cavité thoracique, faisaient hernie par l'ouverture, en raison de leur élasticité. Retirés de la poitrine, ces organes prenaient encore plus de développement, et paraissaient extrêmement volumineux.

La pesanteur spécifique du tissu pulmonaire était notablement diminuée, et, lorsqu'on plaçait sur l'eau un poumon entier, il surnageait presque entièrement.

Les poumons étaient gorgés d'air, les cellules dilatées et très-distinctes; il y avait emphysème cellulaire.

La plupart des cellules présentaient le volume d'un grain de millet; souvent elles étaient plus petites, mais quelquefois elles atteignaient la grosseur d'un grain de chénevis.

Ordinairement, l'emphysème était seulement cellulaire; cependant il arrivait fréquemment que, par la rupture de quelques cellules, l'air s'épanchât dans le tissu cellulaire interlobulaire ou sous pleural, et constituât ainsi un emphysème interlobulaire.

Ces épanchements d'air étaient ordinairement peu considérables; quand ils avaient lieu à la surface, la plèvre était soulevée et formait des bosselures plus ou moins marquées.

Lorsque les poumons étaient emphysémateux, ils offraient à l'extérieur un aspect mamelonné tout particulier, chaque lobule dont les cellules étaient distendues par de l'air faisait une légère saillie circonscrite par un sillon déprimé correspondant à la cloison interlobulaire restée dans son état normal.

L'étendue des parties du poumon envahies par l'emphysème était extrêmement variable ; tantôt quelques lobules seulement étaient emphysémateux, tantôt les poumons présentaient cette lésion dans presque leur totalité.

Généralement, l'emphysème était plus prononcé dans la partie antérieure des poumons que dans leur partie postérieure.

Le bord antérieur, au lieu d'être mince et pour ainsi dire tranchant, était mousse et quelquefois très-épais.

Dans deux ou trois cas, cependant, l'emphysème était plus marqué sur le bord postérieur des poumons. Il en fut ainsi chez les deux militaires dont nous avons rapporté l'histoire dans nos observations 3 et 15.

Dans les points emphysémateux, on observait une teinte d'un gris blanchâtre ou un peu bleuâtre, qui tranchait sur le rouge foncé des lobules voisins indurés et hépatisés.

Lorsqu'on pressait entre les doigts un poumon emphysémateux et gorgé d'air, on trouvait le tissu pulmonaire partout crépitant, mais on éprouvait une sensation toute spéciale, que Laënnec a comparée à celle que l'on ressent en comprimant un oreiller de plume, neuf et bien plein.

L'air chassé par la compression d'un ou de plusieurs lobules ne s'échappait point au dehors par les bronches, il se distribuait dans les lobules voisins dont il augmentait la distension; la compression cessait et toutes les parties reprenaient bientôt leur volume premier.

Le tissu pulmonaire emphysémateux était sec, crépitant, d'un blanc rosé. Lorsqu'on y pratiquait une incision, la coupe présentait une surface granuleuse inégale. Dans les cas où l'emphysème était général, le bord postérieur des poumons offrait le même aspect que les parties antérieures : il ne s'en écoulait aucun liquide, il n'était point le siége de l'engorgement cadavérique qu'on y remarque presque constamment.

Il était rare que le poumon fût simplement emphysémateux, et qu'on n'y rencontrât pas quelques noyaux d'engorgement.

Dans les premiers mois de l'épidémie, les pneumonies furent presque exclusivement lobulaires. Plus tard, la pneumonie lobaire s'observa plus fréquemment, et cependant alors elle présentait encore quelques modifications qui tendaient à la spécialiser.

Lorsque le poumon était le siége d'une pneumonie lobulaire, on apercevait à sa surface des taches rouges plus ou moins nombreuses, d'une largeur variable, irrégulièrement arrondies, séparées les unes des autres par des intervalles sains, quelquefois réunies par groupes.

Si on pressait entre les doigts les poumons ayant cette apparence, on distinguait des noyaux indurés formés par un tissu hépatisé non crépitant.

Quand on coupait par tranches un poumon affecté de pneumonie lobulaire, la surface des coupes présentait un aspect marbré, les lobules hépatisés offraient tantôt une couleur rouge, tantôt une teinte grisâtre. L'hépatisation était ordinairement complète, et, lorsqu'après avoir isolé le lobule on le plaçait sur l'eau, il gagnait rapidement le fond du vase.

Le tissu pulmonaire était mou, friable, imprégné d'un liquide séro-sanguinolent, ou d'une humeur séro-purulente.

L'hépatisation grise s'observait plus fréquemment que l'hépatisation rouge.

Lors même qu'il existait un grand nombre de lobules hépatisés et placés immédiatement les uns auprès des autres, ils restaient cependant parfaitement distincts, séparés par une cloison de tissu cellulaire qui semblait ne pas participer à l'inflammation.

Lorsque, dans une coupe, un noyau d'induration se trouvait circonscrit par des lobules emphysémateux, ceux-ci faisaient saillie sur la surface de la coupe, tandis que le point hépatisé, conservant son niveau, paraissait enfoncé, et formait le centre d'une dépression plus ou moins profonde.

C'était ordinairement dans le lobe supérieur des poumons, que l'on trouvait le plus grand nombre de noyaux pulmonaires hépatisés. La pneumonie lobulaire était toujours aussi plus prononcée à la partie postérieure des poumons qu'à leur partie antérieure.

Dans les cas où le poumon semblait, dans toute son étendue, crépitant et emphysémateux, il existait constamment, vers la racine des bronches, quelques lobules hépatisés.

Les noyaux d'hépatisation se rencontraient en plus grande quantité à la surface des poumons; mais cependant, quelques-uns étaient situés au centre de ces organes, et entourés de toutes parts par un tissu pulmonaire sain ou emphysémateux.

Dans notre observation 1.re, on crut apercevoir dans les poumons une grande quantité de tubercules disséminés; mais, en examinant avec plus d'attention, on reconnut que les petits corps blancs que l'on avait pris pour des tubercules, étaient des noyaux de pneumonie lobulaire très-nombreux, et séparés les uns des autres par des portions de poumon emphysémateuses.

Sur la fin de l'épidémie, la bronchite capillaire se compliqua fréquemment de pneumonie lobaire.

Souvent on rencontrait à l'autopsie une portion considérable des poumons engouée ou même hépatisée.

Lorsque le tissu pulmonaire était seulement engoué, il s'écoulait, des incisions que l'on y pratiquait, une grande quantité de fluide séro-purulent d'un aspect tout différent de celui qu'on observe ordinairement dans ces cas, et qui donnait à la lésion un caractère tellement spécial, qu'elle doit être distinguée par le nom de pneumonie purulente d'emblée.

Organes de la circulation.

Le péricarde renfermait souvent une certaine quantité de sérosité; mais cette sérosité était claire, transparente, citrine, ne dépassant jamais 50 à 60 grammes. Dans aucun cas, la membrane séreuse ne présenta ni fausse membrane ni aucune autre altération qui pût porter à penser qu'elle eût été pendant la vie le siége de quelque travail morbide. Le cœur était ordinairement un peu volumineux, par suite de la distension de ses cavités.

Les parois des ventricules et des oreillettes offraient leur épaisseur normale. Quelquefois les artères et les veines coronaires étaient gorgées de sang. 8

Le tissu musculaire du cœur avait sa couleur et sa densité ordinaires, et, malgré la présence des caillots fibrineux qui remplissaient les cavités droites surtout, et qui étaient si fortement enchevêtrées entre les colonnes charnues, qu'ils paraissaient quelquefois adhérer intimement à la membrane interne du cœur, cette membrane fut toujours trouvée saine, et jamais on n'observa sur l'endocarde ni rougeur, ni rugosité, ni aucune autre lésion qui pût faire admettre qu'il y eût dans la bronchite capillaire quelque chose d'analogue à la phlébite.

Dans un cas seulement, les membranes internes des deux côtés du cœur et des gros vaisseaux correspondants, offrirent une teinte d'un rouge uniforme; mais cette teinte résultait évidemment d'un commencement de décomposition. L'autopsie avait été faite tardivement, dans des conditions individuelles et atmosphériques propres à hâter la putréfaction; aucun produit déposé à la surface des membranes n'indiquait un travail phlegmasique.

Nous ne devons pas cependant omettre que, dans notre observation 15.e, nous avons noté, à l'entrée de l'artère pulmonaire, l'existence d'un caillot grumeleux, adhérent, et que, dans ce point, l'endocarde était un peu inégal et rugueux.

Un des faits les plus curieux parmi tous ceux que présenta l'épidémie de bronchite capillaire, fut la présence constante de caillots fibrineux dans les cavités du cœur.

Dans les cavités droites, ce caillot était ordinairement très-volumineux, gros comme un œuf de poule un peu allongé. Il se continuait sans interruption du ventricule dans l'oreillette, en se prolongeant à travers l'orifice auriculo-ventriculaire. Dans la majorité des cas, il remplissait exactement les deux cavités; il était cependant toujours plus considérable dans l'oreillette que dans le ventricule.

Quelquefois, dans cette dernière cavité, il laissait entre lui et les parois du cœur un intervalle occupé par du sang fluide ou demi-fluide. Le caillot du cœur était enchevêtré si intimement entre les colonnes charnues, qu'il paraissait adhérent à l'endocarde.

Dans un cas, il était collé aux parois, de manière à y paraître fixé par de légers filaments; cependant il n'en était rien, et, avec un peu de soin, on parvenait à le dégager complétement de la membrane interne.

Le caillot des cavités droites était composé quelquefois entièrement par de la fibrine jaune, dense, offrant dans toute son épaisseur la même texture. Souvent, à sa surface, on observait des caillots sanguins, noirs, mous, recouverts d'une pellicule irisée. Enfin, le centre du caillot était, dans certains cas, formé par une fibrine molle, grumeleuse, altérée.

Le caillot ne se bornait point à remplir plus ou moins exactement l'oreillette et le ventricule droits, il se prolongeait constamment dans les vaisseaux qui viennent aboutir à ces cavités.

Ainsi, de l'oreillette il s'étendait, d'une part, dans la veine cave supérieure et dans ses divisions; d'une autre part, dans la veine cave inférieure. Parfois, on put le suivre jusque dans les veines iliaques, hypogastriques, fémorales, poplitées, etc. Tantôt il remplissait exactement le calibre des vaisseaux, tantôt il formait un cordon flottant à leur centre. Jamais on ne trouva nulle part de traces de phlébite.

Du ventricule droit, le caillot se prolongeait dans l'artère pulmonaire, dont souvent il obstruait entièrement le calibre. Arrivé à la bifurcation de ce vaisseau, il se divisait, et pénétrait dans les poumons.

Il s'étendait ordinairement jusque dans les plus petites divisions de l'artère, et, lorsqu'on coupait le poumon par tranches, on voyait à la surface des coupes, les orifices des petits vaisseaux, obturés par un corps dense et jaunâtre, comme s'ils eussent été injectés.

Les cavités gauches du cœur renfermaient un caillot beaucoup moins volumineux que celui des cavités droites.

Ce caillot était, le plus souvent, formé de sang rouge, coagulé, mou; quelquefois, néanmoins, il entrait dans sa composition des parties fibrineuses jaunâtres, en proportion plus ou moins considérable. Assez fréquemment, il se prolongeait dans les veines pulmonaires et dans l'aorte. Il était ordinairement bien plus libre et beaucoup moins intimement enchevêtré que le caillot des cavités droites.

Dans deux cas, nous trouvâmes le caillot des cavités gauches plus fibrineux, offrant un volume et une densité plus considérables que celui des cavités droites.

Toutes les fois que la bronchite capillaire ne présenta aucune des complications dont l'histoire va maintenant nous occuper, on ne rencontra, dans les appareils organiques autres que ceux dont nous venons de parler, aucune lésion anatomique qui, par son importance ou sa constance, méritât d'être notée.

Le tube digestif était ordinairement sain.

Le foie volumineux, rouge, gorgé de sang.

La rate était souvent un peu hypertrophiée.

Les reins hypérémiés.

En résumé, tous les organes, tous les vaisseaux, étaient imprégnés de sang et injectés, comme cela s'observe chez les sujets qui sont morts dans un état d'asphyxie.

CHAPITRE SEPTIÈME.

COMPLICATIONS DE LA BRONCHITE CAPILLAIRE.

La bronchite capillaire, dans les premiers mois de l'épidémie, se montra le plus souvent dégagée de toute complication, les seules fièvres éruptives venaient alors quelquefois troubler sa marche. Plus tard, cette simplicité disparut, et, dans un grand nombre de cas, diverses maladies étrangères vinrent se grouper autour de l'affection morbide.

Nous consacrerons ce chapitre à l'étude de ces complications.

Parmi toutes, l'affection diphtéritique mérite, par sa gravité, de fixer d'abord notre attention. Nous avons réuni dans le même paragraphe la diphtérite, la pourriture d'hôpital et la stomatite ulcéreuse; la même cause, l'encombrement, nous ayant paru exercer une grande influence sur le développement de ces trois maladies.

Diphtérite. — Pourriture d'hôpital. — Stomatite.

Les premiers cas de diphtérite apparurent vers la fin de février, alors que l'épidémie de bronchite capillaire datait déjà de plus d'un mois.

Depuis quelque temps, il se manifestait une certaine tendance à la formation des fausses membranes, et souvent, dans le courant des fièvres scarlatines, on avait eu occasion d'observer l'angine couenneuse, mais la pseudo-membrane s'était toujours montrée mince et peu étendue. Recouvrant seulement une amygdale ou une petite partie du pharynx, elle était restée constamment bornée au point où elle avait pris naissance, et s'était dissipée spontanément, sans qu'il devînt nécessaire de la combattre par des moyens actifs.

Quelquefois, la pseudo-membrane s'était développée sur d'autres points de la surface du corps, et, dans la salle 15, chez un malade atteint de scarlatine; au moment de la desquammation, il se forma sur le scrotum une fausse membrane blanche, qui persista pendant quelques jours.

Une circonstance remarquable, et sur laquelle nous avons déjà insisté en parlant de l'expectoration, c'est qu'à l'époque où la diphtérite vint compliquer les bronchites suffocantes, on remarqua un épaississement notable des crachats déjà si denses auparavant.

Tous les cas de diphtérite, moins un, dans lequel les fausses membranes n'exercèrent qu'une influence secondaire sur la terminaison de la maladie, se développèrent dans la salle n.° 16. Or, cette salle, située au troisième étage de la maison, est couverte en mansarde, et, par conséquent, quoiqu'elle soit aussi longue et aussi large, au niveau du plancher, que les salles 14 et 15 situées au-dessous, il résulte de la direction oblique et convergente de ses deux parois latérales, que sa capacité est beaucoup moindre, et que le volume d'air qu'elle contient est inférieur de près de moitié à celui renfermé dans les deux salles que nous venons de nommer. Néanmoins, la différence entre le nombre des lits de la salle 16 et celui des lits de la salle 15 et de la salle 14, n'est que de 4 ou 5; on établit dans la salle 16, comme ailleurs, des couchettes provisoires; l'encombrement fut donc dans cette salle évidemment beaucoup plus considérable que dans les autres. Pour obvier à cet inconvénient, il eût été nécessaire d'aérer la salle plus fréquemment et plus complétement; mais, ici, se présentait un autre inconvénient. Les fenêtres de la salle n.° 16 n'étant pas garanties comme dans les salles situées à un étage inférieur par les arbres de la cour et par les bâtiments voisins; du moment où, pour renouveler l'air, il devient nécessaire d'ouvrir plusieurs croisées, il s'établit des courants d'air tellement violents, que l'on se voit bientôt obligé de les fermer.

On se trouvait donc perpétuellement dans cette salle entre deux écueils qu'il était impossible d'éviter, l'encombrement d'une part, et, d'une autre, un refroidissement trop brusque et trop prononcé.

Dans aucun cas, la diphtérite ne vint compliquer la bronchite capillaire dès le début de cette affection. Presque toujours les fausses membranes apparurent après un séjour déjà prolongé dans la salle; souvent, au moment où une remittence marquée des accidents du catarrhe, faisait espérer une convalescence prochaine.

L'apparition de la diphtérite s'annonçait ordinairement par les symptômes suivants : la toux commençait par devenir sèche, sonore, déchirante; on remarquait un certain enrouement de la voix. Au bout de quelques jours, cet enrouement augmentait, la voix était éteinte, la toux rentrante, étouffée. Lorsque le malade faisait une grande inspiration, le passage de l'air dans le larynx était bruyant et s'accompagnait de sifflement.

L'examen de l'arrière-bouche faisait apercevoir des plaques pseudo-membraneuses blanches, plus ou moins denses, plus ou moins épaisses, tapissant le pharynx, quelquefois les amygdales, le voile du palais et la luette.

Lorsqu'on excitait des vomissements, on trouvait fréquemment au milieu des matières rejetées des portions de fausses membranes.

La cyanose, l'oppression, étaient encore plus marquées que dans les cas où la bronchite capillaire suffocante était simple. Quelquefois, l'anxiété était extrême, et le malade, jusqu'à ses derniers moments, sortait de son lit et se promenait dans la salle.

Outre les symptômes propres à la diphtérite, on observait encore ceux dont nous avons indiqué l'existence dans la bronchite suffocante; la maladie suivait une marche rapide, et, malgré l'emploi du traitement le plus énergique et des cautérisations les plus actives, au bout de quelques jours le malade succombait.

A l'autopsie, on trouvait l'arbre aérien tapissé par des fausses membranes, d'un blanc jaunâtre, assez denses.

Quelquefois, ces fausses membranes existaient seulement dans le pharynx et le larynx, où elles ne formaient que quelques plaques plus ou moins étendues. Le plus souvent, elles se prolongeaient dans la trachée artère, et on les retrouvait jusqu'aux dernières divisions de l'arbre bronchique. Elles formaient alors des tuyaux canaliculés, doublant exactement la muqueuse bronchique, et remplis à leur centre de liquide mucoso-purulent.

Jamais on ne rencontra de fluide entre la muqueuse et les pseudo-membranes. Dans quelques cas, on observa de petites bronches, dans lesquelles la fausse membrane ne paraissait pas s'étendre, et qui étaient exactement remplis par le mucus purulent.

Des lambeaux pseudo-membraneux, examinés au microscope, parurent celluleux et organisés.

Les fausses membranes enlevées, la muqueuse bronchique était rouge, injectée, offrant absolument le même aspect que dans le catarrhe suffocant.

Quelquefois, l'existence des fausses membranes ne se manifesta par aucun signe appréciable, ou par des troubles fonctionnels si peu apparents, qu'on les distingua difficilement au milieu des lésions graves de la bronchite capillaire.

Ainsi, chez notre malade n.º 9, malgré l'observation la plus attentive, la diphtérite passa complétement inaperçue; tous les symptômes furent attribués à la bronchite capillaire : la toux n'offrit rien de particulier ; elle resta grasse, humide, la voix parut seulement légèrement enrouée, l'auscultation fit entendre les râles de la bronchite capillaire.

Le pronostic de la complication diphtéritique était toujours extrêmement grave.

Dans deux cas où l'affection fut légère, les fausses membranes, après avoir persisté pendant quelques jours sans faire de progrès, finirent par disparaître, et les malades se rétablirent ; mais, toutes les fois que les productions couenneuses offrirent quelque étendue, la diphtérite fut mortelle.

Heureusement, pendant la durée de la bronchite capillaire, elle ne se montra pas très-fréquemment. Ainsi que nous l'avons dit, ce fut dans la salle n.° 16 qu'on l'observa presque exclusivement, et, dans cette salle, neuf malades seulement en furent atteints gravement.

Nous noterons ici que, la plupart du temps, ce fut à la suite d'une fièvre éruptive que la diphtérite se développa et vint compliquer la bronchite capillaire. Ce ne fut jamais pendant l'éruption que l'affection pseudomembraneux se manifesta, mais pendant la période de desquammation ou de dessication, suivant les cas.

Dans la salle 16, on observa deux fois la pourriture d'hôpital. Dans un cas, elle atteignit la plaie d'un vésicatoire placé à la cuisse ; dans l'autre, elle se développa sur la poitrine, à la suite de l'application d'un emplâtre stibié, qui avait donné lieu à une éruption de pustules très-nombreuses.

Sous l'influence de la pourriture d'hôpital, les plaies prirent, chez les deux malades, un aspect fâcheux et un accroissement rapide, que l'on ne parvint à borner qu'à l'aide de caustiques et de topiques excitants et toniques.

Nous terminerons ce paragraphe en mentionnant le grand nombre de stomatites ulcéreuses qui régnèrent pendant l'épidémie, et durant tout l'été chez les militaires de la garnison. Ces ulcères avaient le plus souvent leur siége aux gencives, autour du collet des dents. On les rencontrait cependant quelquefois à la face interne des joues. La muqueuse était rouge, gonflée, ramollie, saignant au moindre contact; l'haleine était fétide. Les ulcères les plus tenaces furent ceux qui avaient leur siége autour des dernières molaires. La muqueuse faisait alors le plus souvent saillie au-dessus de la dent et la recouvrait quelquefois en partie.

Pneumonie.

La bronchite capillaire et la pneumonie sont deux affections bien voisines, et l'on conçoit avec quelle facilité l'inflammation peut se propager de l'extrémité des bronches aux vésicules pulmonaires; aussi, la pneumonie vint-elle fréquemment compliquer la bronchite capillaire.

Tantôt, l'engorgement pulmonaire affectait tout un poumon ou une portion plus ou moins étendue de poumon; tantôt, il se renfermait dans un ou plusieurs lobules, qui restaient circonscrits et distincts des parties voisines.

Toutes les fois que la pneumonie était lobulaire (et c'est sous cette forme qu'elle se présenta presque exclusivement dans le commencement de l'épidémie), elle restait complétement latente. Elle ne se traduisait au dehors par aucun de ses symptômes ordinaires. On n'observait ni crachats rouillés, ni douleur de côté, ni matité du son. L'osculiation n'apprenait rien de positif. Cependant, le malade venait-il à succomber, on rencontrait dans les poumons des noyaux quelquefois trés-nombreux et complétement hépatisés.

Quand bien même l'affection du poumon n'était pas lobulaire, les symptômes qui l'annonçaient restaient le plus souvent encore obscurs et incomplets.

Les crachats étaient le plus ordinairement ceux de la bronchite ; dans quelques cas seulement ils parurent rouillés. Les râles et l'oppression de la pneumonie se confondaient avec les râles et l'oppression de la bronchite capillaire.

Chez la plupart des malades, la percussion seule pouvait nous éclairer, et la matité était alors l'unique signe de pneumonie qu'il fût possible de recueillir.

Quelquefois, néanmoins, on nota de la respiration bronchique et de la bronchophonie.

Afin de donner une idée exacte de la physionomie qu'acquérait la pneumonie en se réunissant à la bronchite capillaire, nous citerons ici deux observations, dans lesquelles les symptômes pulmonaires se montrèrent plus tranchés qu'ils ne l'étaient ordinairement.

Germain (Louis), fusilier au 43.e de ligne, entra le 7 avril dans la salle 16. Depuis douze jours, il éprouvait les symptômes de la bronchite épidémique : enrouement, apyrexie.

Du 7 au 20 avril, deux saignées de bras furent pratiquées.

Le 20, la percussion fit reconnaître de la matité dans le tiers inférieur et postérieur du côté gauche. En ce point, respiration bronchique, bronchophonie, râle sous-crépitant, point de douleur de côté, apyrexie, crachats muqueux. Le malade dit avoir craché un peu de sang avant son entrée à l'hôpital.

Du 20 au 25, *trois saignées de bras ;* le sang de l'avant-dernière seulement se recouvre d'une couenne légère ; *une application de sangsues ; potion émétisée à* 30 *centigrammes.*

Le 25, plus de respiration bronchique dans le lieu indiqué. Râle sous-crépitant plus sec, pouls 70 pulsations, respiration 20.

Le 27, respiration vésiculaire, un peu de râle muqueux, peu de toux, appétit.

Le 1.er mai, le malade est bien ; mais il tousse encore. Il sort quelques jours après.

Un ouvrier forgeron fit le voyage de Rennes à Nantes dans les derniers jours de février. Pendant la route, il fut exposé au froid et à l'humidité.

Le 4 mars, il est pris de toux et des divers symptômes de la bronchite.

Le 12, augmentation de ces symptômes, douleur pongitive au côté gauche, oppression, fièvre.

Le 14, même état, pouls fréquent, assez dur, toux répétée, suivie de l'expectoration de crachats purulents ;

quelques-uns seulement sont légèrement rouillés et demi-transparents.

Percussion. — Son bon en général; en arrière, vers l'angle des omoplates, il semble faible, mais égal des deux côtés.

Râle sous-crépitant dans divers points du côté droit et dans presque tout le côté gauche. Respiration bronchique et bronchophonie de ce côté vers l'angle inférieur de l'omoplate.

Saignée de bras; 15 *sangsues sur le côté; looch blanc avec kermès*, 40 *centig.*

Le 15 et le 16, *nouvelles saignées*, sang riche, caillot dense, couenne mince à toutes les saignées.

Sous l'influence de ce traitement, la toux diminue graduellement, ainsi que l'oppression et la fièvre. L'expression d'inquiétude se dissipe, un peu de diarrhée apparaît et cesse, les crachats mucoso-purulents persistent.

Le 17, pouls presque normal, peau peu chaude, toux modérée, mêmes crachats, pas d'oppression ni de douleur au côté.

19 Mars. Peau fraîche, toux encore fréquente, crachats muqueux, son bon, un peu de râle sous-crépitant à la partie inférieure du côté gauche seulement.

15 *sangsues sur le côté.*

23 mars. Le malade est très-bien, presque plus de toux.

Sort dans les derniers jours du mois.

Pleurésie.

La complication de la pleurésie, dans la bronchite

capillaire, fut peut-être encore plus fréquente que celle de la pneumonie; et, dans les derniers mois de l'épidémie, les malades atteints de bronchite pleurétique étaient aussi nombreux que ceux chez qui l'affection catarrhale conservait sa simplicité.

Dans la salle 16 seulement, plus de 30 cas de pleurésie furent observés pendant la durée du printemps.

En général, la pleurésie offrit plus de gravité que la pneumonie, et toutes les fois que l'épanchement fut un peu considérable, sa résorption se fit lentement.

La marche de la pleurésie ne fut pas ordinairement aussi latente que celle de la pneumonie, surtout de la pneumonie lobulaire; cependant, dans bien des cas, les symptômes pleurétiques se trouvaient en grande partie masqués par ceux de la bronchite capillaire, et ce n'était qu'après un examen attentif, et à l'aide de la percussion, qu'on parvenait à diagnostiquer l'affection de la membrane séreuse.

Le malade se plaignait généralement d'une douleur dans un côté; quelquefois cette douleur manqua complétement. Dans la plupart des cas, elle fut peu prononcée, se fit sentir seulement au début, et se dissipa promptement. La percussion indiquait une matité plus ou moins étendue.

A l'auscultation on trouvait, dans la partie de la poitrine correspondant au point douloureux, la respiration obscure, quelquefois nulle; parfois on entendait de l'égophonie. Dans un cas on distingua un bruit de frottement superficiel ayant la plus grande analogie avec le râle sous-crépitant. Ce bruit a été indiqué par M. Pigeaux, dans son Traité des maladies du cœur, article péricardite.

Selon cet auteur, le bruit produit par le frottement des fausses membranes au début de la péricardite, et que l'on a comparé aux craquements d'un cuir neuf, aurait beaucoup plus d'analogie avec un râle muqueux un peu sec et fin. Si quelques bulles de gaz, ajoute M. Pigeaux, sont exhalées au milieu des fausses membranes et du liquide épanché dans le péricarde, il se produit un véritable râle muqueux à grosses bulles, où un gargouillement qu'on reconnaît de suite aussitôt qu'on l'a entendu une seule fois.

Les observations suivantes vont nous montrer l'affection catarrhale combinée avec la pleurésie.

Marceron, Pierre, du 72.e de ligne, entra à l'Hôtel-Dieu le 27 février 1841, atteint de bronchite et de pleurésie à droite.

Râle sonore dans tout le côté gauche et dans la partie supérieure du côté droit. Bruit d'expiration prolongé et renflé, obscurité de la respiration vers le milieu du côté droit, absence à la partie inférieure. Matité du son en bas et à droite, pas de vibrations de ce côté, toux fréquente, expectoration muqueuse, douleur en dehors du sein droit, oppression, peau chaude, pouls accéléré, serré.

Le 19 mars, bruit de cuir neuf très-intense.

Les jours suivants, l'épanchement augmente, la matité s'étend à tout le côté droit, la respiration ne s'entend que dans les parties supérieures.

Une saignée, trois applications de sangsues, des bois-

sons émollientes, puis diurétiques, des cataplasmes sinapisés constituèrent le traitement jusqu'au 19 mars.

La douleur de côté disparut assez vîte, la toux diminua; mais la fièvre augmenta graduellement. Cessation du bruit de cuir neuf.

Le 20 mars, respiration un peu moins obscure, râle sonore des deux côtés, fièvre intense.

Du 20 mars au 15 avril, persistance des mêmes symptômes, face altérée, inquiétude.

Durant cette période, 2 *vésicat. sur le côté droit, tisane avec nitrate de potasse depuis un gramme jusqu'à quatre.*

Le 15 avril, crachats épais, en partie mucoso-purulents, en partie constitués par une matière semi-liquide glutineuse, tachant le linge, aphonie sans enrouement, matité du son dans tout le côté droit jusque sous la clavicule. Absence complète de la respiration dans les trois-quarts inférieurs. A gauche, râle sonore, craquements humides, râles sous-crépitants.

Séton sur le côté droit.

Du 15 au 22, aggravation progressive, sueurs abondantes.

Mort le 24, à une heure après midi.

Autopsie le 25, *à* 9 *heures du matin.*

Thorax. Épanchement séro-purulent dans la plèvre droite, s'élevant au moins à deux litres et demie. Fausses membranes denses, épaisses, comme lardacées.

Plèvre gauche saine.

Poumon droit comprimé de consistance musculaire. Dans l'un et l'autre poumon, bronches injectées, beaucoup d'entre elles remplies de mucosités purulentes. Dans les plus minces, matière demi-concrète, d'apparence fibrineuse.

Cavités droites du cœur contenant un caillot composé mi-partie de cruor et de fibrine. Le coagulum qui remplit l'oreillette et le ventricule se prolonge dans les veines-caves et dans l'artère pulmonaire.

Lemière, Jacques, fusilier au 20.e, entra le 17 février 1841 à l'Hôtel-Dieu, atteint de bronchite depuis deux mois.

Dans le courant de février, *deux saign. de bras.*

Varicelle dans les derniers jours de ce mois.

3 mars. *Emplâtre stibié sur la poitrine.*

Pris, le 8 mars, de douleur au côté droit avec frisson, fièvre, augmentation de la toux.

10 mars. A la percussion, son mat à droite dans les trois-quarts inférieurs du côté. Respiration nulle, point de râle. Égophonie. Douleurs vives au côté, crachats mucoso-purulents.

12 mars. Bruit de cuir neuf à droite et en bas, toux fréquente, fièvre modérée.

19. Le bruit de cuir neuf est remplacé par un bruit analogue au râle sous-crépitant, mais tout-à-fait superficiel, et qui semble se passer dans des fausses membranes aréolaires.

A gauche, râle sous-crépitant dans divers points.

25 mars. Beaucoup mieux, toux modérée, expectoration toujours abondante.

Trois applications de sangsues, 2 *petites saignées*, 2 *larges vésicatoires sur le côté. Des loochs kermetisés* ont constitué le traitement depuis la complication de pleurésie.

Le 30, la matité diminue.

Le 1.er avril, par suite d'exposition au froid, exacerbation, retour de la douleur, fièvre. Même traitement, mais avec plus de réserve.

Le 19 avril, quatre mois après le début de la bronchite, celle-ci persiste encore, mais la complication pleurétique est presque entièrement guérie, crachats abondants, épais. Son obscur seulement dans le 1\|3 inférieur du côté droit. Respiration vésiculaire partout. Pas de bruits anormaux.

Le malade part en convalescence.

Phthisie pulmonaire.

Ce n'est plus ici une complication de la bronchite capillaire que nous avons à étudier, mais bien l'influence que le génie épidémique exerça sur la marche de la phthisie pulmonaire.

Durant l'automne, et sous le règne d'une constitution presque exclusivement abdominale, nous avons constaté la marche lente de la phthisie et signalé des cas où la maladie s'arrêta et parut même s'améliorer, quoiqu'elle fût déjà arrivée à une période très-avancée.

Pendant l'épidémie de bronchite, il en fut tout autrement, la phthisie devint, pour ainsi dire, une maladie aiguë, et parcourut rapidement ses périodes.

Le malade maigrissait à vue d'œil, la fièvre était continue et forte, la toux incessante, les crachats mucoso-purulents comme dans la bronchite capillaire; il survenait de la diarrhée, les forces tombaient brusquement, et le malade succombait.

A l'autopsie, on trouvait les poumons infiltrés de tubercules, quelquefois encore crus et demi-transparents; le parenchyme pulmonaire était généralement engoué, gorgé de sérosité, les bronches injectées.

Le fait suivant pourrait être considéré, peut-être, comme un exemple de l'influence exercée par la constitution médicale régnante sur le développement des tubercules, le malade jouissant, avant l'épidémie, d'une santé parfaite.

Gallard, Jean, grenadier au 72.e, entra dans la salle 16 à la fin de décembre 1840, pour une stomatite. Embonpoint. Bonne santé d'ailleurs.

Au commencement de janvier 1841, symptômes de bronchite, toux, enrouement, râle sous-crépitant dans beaucoup de points; pas de fièvre; sorti dans le courant du mois.

Le 1.er février, le malade rentre à l'hôpital offrant de nouveau des symptômes de bronchite, du râle sonore.

30 *sangsues sur la poitrine.*

Au commencement de mars, amaigrissement, toux, expectoration abondante de crachats muqueux, épais, purulents, fièvre, soif ardente, râles sonores et sibilants, point de matité.

A partir de cette époque, accroissement rapide des symptômes pulmonaires. Signes physiques et rationnels de la phthisie envahissant particulièrement le poumon droit; diarrhée, langue rouge, peau sèche.

Mort le 28 avril, dans un accès de suffocation déterminé par une congestion pulmonaire avec expectoration de sang en parti caillé.

Nécropsie, 24 *heures après la mort.*

Amaigrissement extrême.

Parenchyme pulmonaire partout ecchymosé.

Tubercules nombreux dans les deux poumons, surtout dans le droit, qui contient de nombreuses et grandes cavernes; quelques-unes en partie remplies de sang coagulé.

Muqueuse bronchique rouge et injectée.

Cœur sain ne contenant pas de caillot.

Fièvres éruptives.

Pendant l'hiver et le printemps de 1841, les fièvres éruptives furent très-fréquentes. On recevait journellement à l'hôpital un grand nombre de malades atteints de scarlatine, de rougeole, de variole, varioloïde, etc. Ces affections régnaient épidémiquement comme la bronchite capillaire à laquelle elles se rattachaient étroitement.

Les fièvres éruptives présentèrent un caractère évidemment contagieux, et un grand nombre de militaires les contractèrent dans les salles mêmes où ils étaient entrés pour se faire soigner de maladies tout à fait étrangères.

Dans aucun cas, les affections cutanées ne se montrèrent dégagées de bronchite. Généralement, pendant tout le temps que durait l'éruption, la toux et les symptômes pulmonaires étaient modérés, paraissaient légers et de peu d'importance; puis, lorsque arrivait la période de desquammation, ils acquéraient tout-à-coup une intensité inattendue; souvent la maladie revêtait la forme si grave de catharre suffocant.

Dans tous les cas, la bronchite persistait peut-être avec encore plus de ténacité, que lorsque, dès son début, sa marche n'avait été entravée par aucune complication.

La fièvre scarlatine fut, de toutes les maladies cutanées, celle que l'on eût le plus souvent occasion d'observer. Sa marche était, en général, assez bénigne, et les symptômes morbides, dont elle s'accompagnait, n'offraient rien de notable sous le rapport de la gravité; cependant, il s'y joignait fréquemment une amygdalite intense et fort douloureuse.

Quoique le malade parût éprouver beaucoup de difficultés pour avaler, les amygdales offraient généralement un gonflement peu considérable, mais toute la muqueuse pharyngienne était d'un rouge vif et souvent recouverte d'une couche mince pseudo-membraneuse. Au bout de quelques jours, cette angine diminuait. Dans la plupart des cas, les fausses membranes restaient circonscrites à la surface des amygdales, ou à la partie de l'arrière-bouche sur laquelle elles avaient pris naissance, puis elles se détachaient spontanément.

Les rougeoles furent moins fréquentes que les scarlatines, et ces maladies n'auraient offert aucune gravité, si elles n'eussent été accompagnées de bronchites qui s'exaspéraient aussitôt qu'arrivait la période de desquammation.

On vit quelquefois, dans le cours d'une bronchite

capillaire, apparaître, chez un malade, des taches rubéoliques souvent bornées à une seule partie du corps, sans que cette éruption eût été précédée par aucun des prodrômes ordinaires.

Le nombre des affections varioleuses (variole, varioloïde et varicelle) reçues à l'Hôtel-Dieu pendant l'épidémie de bronchite capillaire, fut considérable. Quelques varioles furent assez graves pour occasionner la mort. Nous avons cité, dans le chapitre précédent, un cas dans lequel l'éruption varicelleuse, survenue pendant la durée d'une bronchite capillaire, parut juger la maladie; mais ces exemples de l'influence favorable exercée sur la bronchite par le développement d'une fièvre éruptive, furent rares; et, dans la très-grande majorité des cas, on eût à signaler une influence tout opposée.

Pendant tout le cours de l'épidémie de bronchite capillaire, il y eut une telle tendance aux manifestations vers l'organe cutané, qu'il ne fut pas rare de voir plusieurs fièvres éruptives de nature différente se développer successivement sur le même sujet.

On eût fréquemment occasion d'observer, par exemple, une scarlatine ou une rougeole à la suite d'une variole ou d'une varioloïde.

Un malade d'une constitution nerveuse, sujet à des douleurs névralgiques, gastriques et sus-orbitaires, fut pris le 1.er avril de ses douleurs habituelles, auxquelles il se joignit de la fièvre, ce qui ne lui était pas ordinaire. Le soir, la céphalalgie était fort intense.

15 *sangsues furent appliquées à l'anus.*

Le 2, légère amélioration.

Le 3 avril, constipation. *Eau de Sedlitz, une bouteille.*

Le soir, mieux, épistaxis, puis apparition d'une éruption rubéolique sur les avant-bras, les genoux et sur la figure.

Le 4, épistaxis abondant.

Le 5, des pustules de varioloïde se manifestent et s'accompagnent d'un mal de gorge violent.

Outre les éruptions varioliformes et celles de rougeole et de scarlatine; il se développa, dans un très-grand nombre de cas, une foule d'éruptions anomales généralement circonscrites, légères, paraissant et disparaissant rapidement, sans donner lieu à aucun symptôme général, et sans paraître exercer, sur la maladie principale, une influence appréciable.

Oreillons et orchite.

Dans les mois de mars, avril et mai, rien ne fut plus fréquent que de voir survenir un gonflement parotidien chez un sujet atteint de bronchite épidémique. Jamais le gonflement des parotides ne fut primitif, toujours la toux et les autres symptômes du catarrhe existaient déjà depuis quelque temps, lorsque apparaissaient les tumeurs parotidiennes. Souvent elles succédèrent à une scarlatine ou à une autre affection éruptive.

Le gonflement des parotides était rapide, et vingt-quatre heures suffisaient ordinairement pour que les tumeurs atteignissent tout leur développement. Rarement les deux côtés étaient pris en même-temps; mais il était rare aussi que, lorsqu'un oreillon existait d'un côté, le côté opposé ne présentât pas bientôt le même phénomène

C'était le plus souvent la parotide droite qui était la première affectée.

Les oreillons formaient une tumeur ordinairement volumineuse, assez mal circonscrite, sans changement de couleur à la peau, dure et peu sensible au toucher.

Les mouvements des mâchoires devenaient très-bornés, le malade pouvait à peine entr'ouvrir la bouche, il souffrait peu; seulement les secousses de la toux retentissaient quelquefois d'une manière douloureuse dans les parties tuméfiées. Après avoir, pendant quelques jours, conservé tout leur développement, les oreillons se dissipaient, mais de deux manières bien différentes. Tantôt ils diminuaient lentement, graduellement, et ne disparaissaient entièrement qu'au bout de 5 à 6 jours.

Tantôt ils s'évanouissaient, pour ainsi dire, subitement; alors, le plus souvent, il y avait métastase, et il survenait immédiatement un gonflement considérable d'un ou des deux testicules.

Cette orchite, comme les oreillons, ne faisait souffrir le malade que lorsqu'il toussait, et il n'y avait, sous ce rapport, aucune comparaison à établir avec les douleurs aigües et intolérables qui accompagnent les orchites inflammatoires, lors même que le gonflement de la partie malade est infiniment moins considérable.

Il ne se présenta, pendant toute la durée de l'épidémie, aucun exemple d'oreillon ou d'orchite qui se soient terminés par suppuration.

En général, l'apparition des oreillons et des orchites était précédée d'un peu de chaleur à la peau, et d'une légère exacerbation des symptômes de la bronchite. Après leur disparition, quelquefois le catarrhe s'amendait; quelquefois les accidents morbides ne paraissaient éprouver aucune modification et persistaient avec la même intensité.

Otalgie et otite.

Pendant la bronchite capillaire, et surtout pendant les mois de mars et d'avril, on eut très-souvent occasion d'observer les affections de l'oreille.

Ces affections présentèrent deux formes distinctes, tantôt il paraissait y avoir seulement otalgie, tantôt il y avait véritable otite avec écoulement purulent.

Dans le premier cas, le malade était pris de douleurs quelquefois très-aiguës, ayant leur siége dans le conduit auditif; il entendait un bourdonnement continuel et des plus incommodes; souvent la douleur n'était pas bornée à l'oreille, elle s'étendait à tout le côté de la tête. L'examen le plus attentif ne faisait reconnaître aucune lésion à laquelle on pût rattacher les douleurs. On n'apercevait ni rougeur, ni gonflement de la muqueuse qui tapisse le conduit auditif externe; l'oreille était sèche et n'offrait aucune trace d'écoulement muqueux ou purulent.

L'otite s'accompagnait ordinairement des mêmes symptômes que l'otalgie; mais, après quelques jours de durée, il se manifestait un écoulement plus ou moins abondant, mucoso-purulent, épais, tachant fortement le linge, non fétide. La muqueuse auditive était plus ou moins tuméfiée, rouge et injectée.

L'otalgie et l'otite donnaient lieu, dans tous les cas, à une surdité plus ou moins complète, qui ne disparaissait qu'avec les autres symptômes, et qui persistait même assez long-temps après leur cessation.

Les affections de l'oreille se manifestèrent, dans la plupart des cas, chez des malades atteints de bronchite. Quelquefois ces accidents parurent en même-temps que l'affection catarrhale, quelquefois à une époque plus ou moins avancée de la bronchite.

Ils ne semblèrent pas exercer une influence notable sur la marche de cette maladie.

Nous observâmes, chez un militaire couché dans la salle 16, une otite tout à fait externe; le pavillon de l'oreille était le siége de l'inflammation et d'une suppuration assez abondante.

Le caractère le plus remarquable des maladies de l'oreille fut leur persistance extrême, et la fréquence de leurs rechutes, alors que tous les symptômes qui les accompagnaient avaient considérablement diminué et même disparu.

Affections abdominales.

Ainsi que nous l'avons déjà dit, pendant la durée de l'épidémie catarrhale, les affections abdominales furent peu fréquentes.

Dans les derniers mois, on observa quelques diarrhées, mais rarement elles constituèrent une complication de la bronchite; le plus souvent, au contraire, elles durent être considérées comme critiques et annonçant une terminaison favorable et prochaine.

Dans quelques cas, la fièvre typhoïde se développa avec la bronchite capillaire.

Nous avons, dans le deuxième chapitre de ce mémoire, rapporté trois observations de cette complication.

En général, les symptômes typhoïdes offrirent peu d'intensité, et se bornèrent à une légère stupeur, de la diarrhée, un peu de rougeur et de sécheresse de la langue. Quelquefois, on nota de la sensibilité abdominale et du météorisme, le pouls était ordinairement plus mou et plus dépressible que dans les cas de bronchite simple. Ce fut, du reste, toujours aux accidents du catarrhe et non à ceux de la fièvre typhoïde que l'on dut attribuer la mort des malades; on remarqua même parfois entre les deux maladies une sorte d'antagonisme, en vertu duquel, lorsque les symptômes de la bronchite s'amendaient, ceux de la fièvre typhoïde s'aggravaient, *et vice-versâ.* Après la mort, on retrouvait à la fin de l'intestin grêle les lésions caractéristiques de la fièvre typhoïde, mais le développement des follicules de Peyer fut toujours très-peu prononcé; il n'existait que deux ou trois plaques peu saillantes et rarement des ulcérations.

L'état du sang sembla, sous l'influence de la fièvre typhoïde, éprouver quelques modifications; le caillot fibrineux des cavités du cœur fut, en général, moins volumineux, moins dense que dans les cas de bronchite suffocante non compliquée; et, dans notre observation n.° 13, on nota dans les cavités droites en même-temps que le caillot fibrineux, l'existence d'un liquide rouge-brun très-difluent, ayant l'aspect du sang des fièvres typhoïdes.

Nostalgie.

La garnison de Nantes renfermant, en 1841, un très-grand nombre de jeunes soldats, la nostalgie se présenta fréquemment pendant l'hiver et le printemps, et ne fut pas une des complications les moins sérieuses de la bronchite capillaire.

L'influence exercée par l'état nostalgique et sur la persistance de la bronchite, et sur l'aggravation des symptômes, fut souvent on ne peut plus évidente. L'état du malade, loin de s'améliorer, devenait chaque jour plus fâcheux.

Dans quelques cas, l'administration militaire ayant cru devoir refuser les congés demandés pour de semblables malades, on se trouva dans la nécessité de les garder à l'Hôtel-Dieu; alors, malgré tous les remèdes employés, les symptômes morbides continuèrent à s'aggraver, jusqu'à ce qu'enfin il se développât quelque grave complication.

Lorsque, au contraire, on donnait au malade l'espérance de retourner au milieu de sa famille, aussitôt que ses forces le lui permettraient, on voyait généralement, sous l'influence de cette promesse, et lorsque l'affection morbide n'était pas encore trop avancée, tous les symptômes fâcheux diminuer rapidement, puis disparaître; la bronchite reprenait sa simplicité, la toux perdait de sa fréquence, l'expectoration de son abondance, l'appétit et les forces reparaissaient, et bientôt le malade se trouvait en état de quitter l'hôpital.

15 militaires, dans la salle 16 seulement, et dans une période de trois mois, nous offrirent la complication nostalgique. Sur ces 15 militaires, un seul succomba; mais chez tous les autres, les accidents persistèrent

avec opiniâtreté jusqu'au moment où ils conçurent l'espoir d'obtenir une convalescence. Dès-lors, la guérison ne se fit pas long-temps attendre.

Douleurs névralgiques.

Dans le cours de l'épidémie de bronchite, un grand nombre de malades se plaignirent d'éprouver des douleurs plus ou moins vives dans diverses parties du corps.

Le plus souvent ces douleurs se faisaient sentir dans les lombes, les cuisses ou les jambes. Quelquefois elles semblaient avoir leur siége dans la continuité du membre, quelquefois dans les articulations, quelquefois elles se manisfestaient sur le trajet d'un gros tronc nerveux.

Parfois elles affectèrent les parois de la poitrine, et le malade était atteint, pour quelques jours, d'une pleurodynie qui rendait très-pénibles les moindres mouvements respiratoires.

Dans plusieurs cas, on vit les nerfs sous-orbitaires et les nerfs temporaux acquérir aussi une sensibilité morbide et exagérée. Jamais les douleurs névralgiques ne s'accompagnèrent ni de chaleur, ni de gonflement, ni de changement de couleur à la peau; souvent celles qui se développèrent dans les membres inférieurs, apparurent au déclin de la maladie, au moment de la convalescence. Dans aucun cas, elles ne constituèrent un accident grave, et cédèrent facilement à l'emploi des liniments opiacés ou ammoniacaux.

CHAPITRE HUITIÈME.

DIAGNOSTIC. — PROGNOSTIC. — MORTALITÉ. — CONTAGION.

Diagnostic. — Les deux symptômes pathognomoniques de la bronchite épidémique furent le râle sous-crépitant et l'expectoration mucoso-purulente. Nous ne nous rappelons pas un seul cas dans lequel nous n'ayons pu constater l'existence, ou de ces deux phénomènes, ou du moins de l'un d'eux. Quelquefois tout-à-fait au début de l'affection, l'auscultation ne faisait entendre que des râles sifflants et sonores ; maisles râles bullair es ne tardaient pas à se développer dans une étendue plus ou moins grande de la poitrine.

Dans un grand nombre de cas, l'expectoration se montra aussi, dans les premiers jours de la bronchite, claire, tenue, demi-transparente ; mais bientôt les crachats devenaient opaques, jaunâtres, mucoso-purulents.

Le diagnostic de la bronchite capillaire fut donc toujours facile, lors même que la maladie se présentait avec toute sa simplicité, et que les accidents qui l'accompagnaient étaient peu caractérisés. Dans les cas où elle devenait suffocante, il n'était plus possible de la confondre avec aucune autre affection; la physionomie du malade, la coloration de la peau, les mouvements accélérés et étendus de la respiration, l'extrême abondance des crachats, la nature de ces crachats, la sonorité du thorax jointe à l'existence des râles muqueux, sous-crépitants et crépitants, formaient un ensemble si caractéristique, que, lorsqu'on avait vu un seul de ces malades, on reconnaissait ensuite la bronchite suffocante sans avoir besoin d'interroger le sujet qui en était affecté. Afin de ne pas répéter ici ce que nous avons déjà dit dans le chapitre précédent, en parlant des différentes maladies qui souvent accompagnaient la bronchite capillaire, nous nous bornerons à rappeler que les caractères de la diphtérite furent généralement assez tranchés pour en rendre le diagnostic facile, que, dans quelques cas cependant, malgré une exploration attentive, les symptômes de cette affection restèrent inaperçus, et se confondirent avec ceux de la bronchite.

Que, le plus souvent, la pleurésie suivit une marche latente, ou à peu près latente, et qu'on ne parvenait, dans la plupart des cas, à la reconnaître, qu'en pratiquant avec le plus grand soin l'auscultation et la percussion.

Que l'existence de la pneumonie lobulaire ne se manifestait généralement par aucun symptôme appréciable.

Qu'enfin la pneumonie lobaire elle-même manquait, dans la plupart des cas, des symptômes que l'on considère comme pathognomoniques et caractéristiques.

Prognostic. — Le prognostic de la bronchite capillaire doit être étudié séparément dans la bronchite capillaire simple, dans la bronchite capillaire suffocante, dans la bronchite capillaire compliquée.

1.° Quoique la bronchite capillaire simple fût généralement une affection grave ; cependant elle ne se termina jamais d'une manière funeste, toutes les fois qu'elle conserva son caractère de simplicité, qu'elle ne se transforma pas en bronchite suffocante, ou qu'elle ne se compliqua pas de quelque autre affection étrangère. Ce qui constituait surtout la gravité de cette maladie, c'était sa longue durée et la fréquence des récidives qui venaient entraver la convalescence. Lorsque la bronchite capillaire se développait dans le courant d'une affection éruptive, elle était généralement plus opiniâtre et plus rebelle que dans les cas ordinaires.

2.° Toutes les fois que la bronchite capillaire revêtait la forme suffocante, elle devenait extrêmement dangereuse ; on pouvait alors quelquefois, à l'aide d'un traitement actif, obtenir une rémission des accidents ; mais cette amélioration était passagère, et lorsque les symptômes caractéristiques étaient bien dessinés, il était rare que le malade pût échapper à la mort.

Les obstacles mécaniques qui s'opposaient à la pénétration de l'air dans les vésicules pulmonaires, nous paraissent avoir joué un grand rôle dans la production de l'asphyxie que l'on observait constamment dans les dernières périodes de la maladie.

L'arbre bronchique était obstrué et comme injecté jusque dans ses plus petites divisions par un liquide épais ayant à peu près la consistance d'une crême. Il était dès lors matériellement impossible que, malgré les plus grands efforts inspiratoires, l'air pût pénétrer jusqu'aux vésicules aériennes, ou, s'il parvenait dans quelques lobules, les efforts d'expiration n'étaient plus suffisants pour en déterminer la sortie ; il restait emprisonné dans les cellules pulmonaires, les distendait, et produisait l'emphysème que l'on observait à l'autopsie.

Les caillots fibrineux qui remplissaient les cavités droites du cœur et les artères pulmonaires n'étaient probablement pas aussi sans exercer une influence notable sur la production de cette asphyxie. Sans doute, la formation des caillots était le résultat de l'engouement des poumons et de la gêne de la circulation dans ces organes ; mais il devait arriver un moment où les caillots, d'effet, devenaient cause, et ajoutaient, par leur présence, à l'embarras de la circulation, et par suite à la gêne de la respiration.

3.° Dans les cas nombreux où la bronchite capillaire se compliqua de quelque affection étrangère, la gravité du prognostic varia en raison de la gravité de l'affection complicante elle-même. Généralement toutes les complications étaient fâcheuses, et lorsqu'elles ne devenaient pas fatales au malade, elles prolongeaient du moins, et quelquefois beaucoup, la durée des accidents catarrhaux.

Mortalité. — Le plus grand nombre des observations rapportées dans ce mémoire, se terminant par la mort du malade, on serait peut-être porté à s'exagérer la gravité de l'épidémie et la mortalité qui en fut la suite ; nous avons donc cru devoir présenter ici un état indiquant le chiffre exact des malades militaires entrés à l'Hôtel-Dieu durant les quatre premiers mois de l'année 1841, et des décès survenus parmi ces malades pendant la même période de temps.

Dans le courant de janvier 1841, 346 malades militaires entrèrent à l'Hôtel-Dieu de Nantes.

Sur ce nombre :

51 blessés, vénériens et galeux;

295 fièvreux.

Parmi les fièvreux, il y eut, en janvier, 15 décès; par conséquent, 1 mort sur 19 malades.

En février, 350 malades, savoir :

52 blessés, vénériens et galeux;

298 fièvreux.

Sur ce nombre 38 décès; 1 sur 8.

En mars, 272 malades :

25 blessés, vénériens et galeux;

247 fiévreux.

Sur les 247 fiévreux, 27 morts; 1 sur 9.

En avril, 238 malades :

26 blessés, vénériens et galeux;

212 fiévreux.

Parmi les fiévreux, 13 décès; 1 mort sur 16 malades.

Ainsi, en janvier, 1 mort sur 19 malades;
En février, 1 sur 8;
En mars, 1 sur 9;
En avril, 1 sur 16.

L'influence exercée par la bronchite capillaire, sur le nombre des décès, fut donc bien marquée; car ce fut en février que l'épidémie atteignit son *summum* d'intensité, et que l'on observa le plus fréquemment la transformation en bronchite suffocante.

En mars, la bronchite suffocante se rencontra moins souvent; mais l'élévation du chiffre des décès doit être attribuée aux complications graves qui, dans ce mois, vinrent s'ajouter à l'affection épidémique.

Il est important de ne pas perdre de vue que nous avons fait figurer parmi les morts les phthisiques qui, sous l'influence de la constitution médicale régnante, succombèrent à l'Hôtel-Dieu. Alors, comme toujours, les phthisiques étaient nombreux dans les salles militaires de l'hôpital; et, ainsi que nous l'avons déjà dit au chapitre complications, l'épidémie devint funeste et mortelle à la majorité d'entre eux.

Contagion. — La bronchite capillaire épidémique doit-elle être considérée comme une maladie susceptible de se transmettre par contagion? C'est là une question importante, mais sur laquelle il ne nous a été possible de recueillir que quelques données qui paraîtront sans doute bien insuffisantes. La très-grande majorité des malades qui arrivaient à l'Hôtel-Dieu pendant l'épidémie, présentaient à leur entrée des symptômes de bronchite; ils avaient déjà en eux les germes de la maladie, et n'étaient plus aptes, par conséquent, à nous fournir des exemples de contagion; cependant, à l'époque où l'on commença à recevoir à l'hôpital des militaires atteints de bronchite capillaire, il se trouvait, dans les salles, un assez grand nombre de malades entrés pour d'autres affections; or, parmi ceux de ces malades qui firent un séjour prolongé à l'Hôtel-Dieu, il y en eut bien peu qui échappèrent à la bronchite; elle se développa souvent chez eux sans qu'ils se fussent exposés au froid et sans qu'ils eussent été soumis à aucune cause appréciable de catarrhe.

Au milieu de nombreux exemples, nous choisirons le cas d'un militaire qui entra à l'hôpital, le 14 février, offrant seulement les symptômes d'un embarras gastrique, et qui, au bout de quelque temps de séjour dans la salle 16, fut pris de bronchite capillaire, puis, plus tard, de pleurésie à droite.

Nous pourrions encore rapprocher de ce fait les cas des phthisiques qui se trouvaient dans les salles et qui subirent, d'une manière si notable, l'influence épidémique.

Parmi les médecins qui faisaient à l'Hôtel-Dieu le service militaire pendant l'épidémie, quatre éprouvèrent des bronchites graves, et qui furent surtout remarquables par la lenteur extrême avec laquelle se dissipèrent les accidents.

L'un de nous entre autres fut atteint d'une fièvre catarrhale, pendant la durée de laquelle, ni les accidents locaux, ni les accidents généraux n'offrirent une grande intensité; néanmoins le malade éprouva une prostration extrême et très-persistante; à la moindre cause le pouls d'accélérait; chaque nuit il se manifestait des sueurs abondantes; le soir, il survenait une petite toux sèche, la tête était étourdie et se fatiguait au plus léger bruit.

CHAPITRE NEUVIÈME.

TRAITEMENT.

Envisagés d'une manière générale, les résultats obtenus dans le traitement de la bronchite capillaire se ressentirent de l'influence épidémique, et la maladie se montra souvent rebelle et opiniâtre. Afin d'apprécier plus exactement les effets que l'on obtint des divers moyens employés, nous allons les passer en revue successivement en indiquant avec soin les résultats que chacun d'eux nous fournirent.

1.° *Émissions sanguines.*

Dans une maladie caractérisée par des symptômes d'irritation du côté de la poitrine, par une toux incessante, par de l'oppression avec réaction générale souvent fort vive, il était tout naturel d'avoir recours en premier lieu aux saignées générales, dont l'action est ordinairement si héroïque dans les affections aiguës de l'appareil respiratoire. Aussi l'emploi de la saignée du bras, au début de la bronchite capillaire, fut-il à peu près général.

Pour juger les résultats obtenus par l'emploi des saignées, il faut avoir égard :

1.° A l'intensité de la maladie ;

2.° Aux complications qu'elle offrait;

3.° A l'époque de l'épidémie à laquelle on était arrivé.

Lorsqu'un militaire entrait à l'hôpital atteint d'une bronchite capillaire simple, avec toux fréquente, céphalalgie, peau chaude, pouls accéléré, développé, on lui pratiquait une saignée de bras. Si les symptômes généraux persistaient, on renouvelait la saignée une ou deux fois. Sous l'influence de ce moyen, la fièvre diminuait ou cessait, la céphalalgie disparaissait, et la maladie se localisait dans les bronches. Si alors on insistait sur les émissions sanguines, on obtenait ordinairement peu de résultat.

En résumé, dans la bronchite capillaire simple, la saignée, au début, produisit un excellent effet; quelquefois elle amena la cessation de tous les accidents, le plus souvent elle fit seulement disparaître les symptômes de réaction et d'excitation générales, et permit au médecin de recourir à des agents thérapeutiques d'un autre ordre.

Dans la bronchite capillaire suffocante, la saignée de bras fut souvent employée énergiquement; mais dans la très grande majorité des cas, on n'obtint, par ce moyen, qu'une amélioration momentanée. La couenne extrêmement dense et épaisse qui recouvrait le sang, la dyspnée extrême qu'éprouvait le malade, le mieux qu'il ressentait aussitôt après l'émission sanguine, la manière dont il supportait la saignée dans les cas ordinaires, étaient les motifs qui portaient à revenir à ce moyen; malheureusement le mieux qu'éprouvait le malade n'était que passager, et au bout de quelques heures les accidents reparaissaient avec toute leur intensité.

Les diverses complications qui vinrent s'ajouter à la bronchite capillaire, modifièrent notablement les résultats obtenus par l'emploi des saignées. Généralement l'effet des saignées fut plus avantageux dans les cas où la bronchite capillaire se compliqua de pneumonie, de pleurésie et d'hémophtysie.

Lorsqu'au contraire, la bronchite capillaire vint s'enter sur une affection éruptive, souvent le pouls se montra tellement mou et dépressible, que toute émission sanguine se trouva fortement contr'indiquée.

Il en fut ainsi chez les malades de nos observations 2, 10 et 11.

Dans notre observation cinquième, qui a également rapport à une bronchite capillaire survenue après une scarlatine, la dyspnée étant devenue très-intense, et le pouls s'étant relevé, l'élève de garde crut devoir tenter une saignée, le sang ne fut point couenneux quoiqu'à cette époque il le fut très-généralement; le pouls tomba et s'accéléra extrêmement; le lendemain, le malade mourut.

Dans les derniers mois de l'épidémie, les émissions sanguines furent en général suivies d'effets beaucoup plus avantageux qu'au début de l'affection morbide, et il ne fut pas rare alors de voir des bronchites capillaires se terminer franchement à la suite d'une ou de plusieurs saignées.

Dans certains cas dans lesquels la toux se montrait incessante et s'accompagnait de douleurs sous-sternales, on tenta une application de sangsues à la partie supérieure du sternum, sans obtenir de cette médication un résultat bien tranché.

Les émissions sanguines locales produisirent, au contraire, un excellent effet dans les cas de pleurésie, et à la suite d'une ou de plusieurs applications de sangsues, on voyait presque toujours le symptôme douleur diminuer, puis disparaître complétement.

2.° *Révulsifs cutanés.*

Un des caractères les plus remarquables de l'épidémie de bronchite capillaire fut une extrême tendance aux mouvements périphériques, tendance qui, du côté de la surface cutanée, nous fut révélée par la quantité prodigieuse d'éruptions de toute espèce qui s'offrirent à notre observation : rougeole, scarlatine, variole, varicelle, éruptions anomales, etc.

Du côté des muqueuses, par l'abondance des sécrétions pulmonaires, peut-être cette supersécrétion était-elle aux irritations bronchiques ce que les exfoliations et les desquammations épidermiques étaient à la rougeole et à la scarlatine. Dans l'un et l'autre cas, en effet, il y avait efflorescence à la surface de membranes en contact avec des modificateurs externes.

Un second fait qu'il ne faut pas perdre de vue, c'est l'espèce de solidarité qui existait entre les symptômes cutanés et les symptômes bronchiques, solidarité en vertu de laquelle les accidents pulmonaires diminuaient et se calmaient tant que la tendance vers la peau restait prononcée.

Les révulsifs cutanés semblaient donc parfaitement indiqués dans le traitement de la bronchite capillaire, et l'on était fondé à concevoir les plus grandes espérances de l'emploi de médicaments qui, en appelant les principes morbides vers l'organe cutané, semblaient favoriser les tendances naturelles et les efforts conservateurs de l'organisme.

Examinons si ces médicaments répondirent complétement à ce que l'on en attendait.

Les révulsifs cutanés employés dans le traitement de la bronchite capillaire furent les cataplasmes sinapisés, les vésicatoires, les emplâtres stibiés.

On fit un fréquent usage des cataplasmes sinapisés, dans la bronchite suffocante, alors que l'oppression était extrême, et surtout dans les cas où il survenait brusquement un accès de dyspnée. On obtint quelquefois, par leur emploi, une diminution des accidents; mais cette amélioration fut toujours passagère, et bientôt les symptômes morbides reprenaient toute leur intensité, bien que l'on continuât les sinapismes.

Les vésicatoires furent aussi très fréquemment mis en usage.

Dans la bronchite suffocante, alors que l'état du malade ne permettait plus de recourir aux émissions sanguines, souvent, en même temps qu'on pratiquait la saignée, on appliquait de larges vésicatoires aux jambes, puis quelquefois aux cuisses et sur la poitrine; cependant, malgré l'énergie de cette médication révulsive, on n'en retira, dans aucun cas, de résultats bien satisfaisants et bien décisifs.

Dans les cas de bronchite capillaire simple, après avoir combattu la réaction générale par une ou plusieurs saignées du bras, on obtenait ordinairement un bon effet de l'application, sur le thorax, d'un vésicatoire qu'on laissait sécher et qu'on réappliquait plusieurs fois.

Lorsqu'il y avait complication pleurétique avec épanchement, les vésicatoires appliqués sur le côté malade, après les émissions sanguines locales, furent généralement avantageux.

Chez le malade de notre observation 14, deux vésicatoires furent placés sur la région du larynx, pour combattre les symptômes de diphtérite qui se manifestaient. L'enrouement et la raucité de la voix n'en persistèrent pas moins.

Les emplâtres stibiés, en donnant lieu à une éruption varioliforme, semblaient le moyen le plus propre à seconder les efforts de la nature; on y eut rarement recours dans la bronchite suffocante, dont la marche rapide ne permettait pas l'emploi des moyens agissant lentement.

Mais, lorsque la bronchite était simple, on les appliqua souvent après la disparition des symptômes de réaction, et généralement on eut à se louer de l'effet qu'ils produisirent.

Expectorants et contro-stimulants.

Dans le chapitre précédent, nous avons assigné un

rôle important, dans la production de la bronchite capillaire suffocante, aux mucosités épaisses qui obstruaient les canaux bronchiques et qui rendaient matériellement impossible la circulation de l'air dans ces canaux.

D'après cette manière de voir, nous devions, dans le traitement de cette maladie, être portés à administrer les médicaments auxquels l'expérience a reconnu la propriété spéciale de faciliter l'expectoration. Aussi, dans la très-grande majorité des cas de bronchite suffocante, employâmes-nous le kermès à la dose de 10 à 80 centigrammes par jour. L'expectoration devenait abondante et facile; mais la secrétion des mucosités était tellement exubérante, que le soulagement éprouvé par le malade n'était que momentané. Dans aucun cas de catarrhe suffocant, les préparations kermétisées ne parurent exercer une action contro-stimulante notable sur la muqueuse bronchique enflammée; dans aucun cas, elles ne parurent modifier la secrétion bronchique dans sa nature ni en diminuer la densité.

Dans la bronchite capillaire simple, après l'emploi des antiphlogistiques, on eut généralement recours aux préparations kermétisées, qui semblèrent souvent alors exercer une influence avantageuse.

Dans la plupart des cas, les préparations de kermès furent parfaitement supportées par les malades, et ne donnèrent lieu ni à de la diarrhée ni à des vomissements; cependant, lorsque la bronchite se combina avec la fièvre typhoïde, il survint quelquefois, après l'administration du kermès, une diarrhée tellement abondante, que l'on se vit obligé de suspendre les préparations antimoniales.

Dans les cas assez nombreux où la bronchite capillaire se compliqua de pneumonie lobaire, les préparations antimoniales semblèrent exercer sur l'appareil pulmonaire une action bien plus prononcée que lorsqu'il y avait seulement pneumonie lobulaire. On eut souvent alors recours aux potions stibiées, qui étaient bien tolérées, et dont l'administration fut, chez quelques malades, suivie d'une amélioration remarquable.

Il est important de noter cette différence, bien réelle dans le mode d'action des préparations antimoniales sur les pneumonies lobaires et les pneumonies lobulaires.

Nous eûmes quelquefois recours à la gomme ammoniaque et à l'oximel scillitique, sans en obtenir aucun avantage.

Vomitifs.

On administra fréquemment les vomitifs, dans le traitement de la bronchite capillaire : 1.° Parce que ces médicaments sont de puissants expectorants ; 2.° parce qu'ils favorisent le mouvement d'expansion vers la périphérie; 3.° enfin, parce qu'ils produisent une dérivation énergique vers le tube digestif qui, chez les sujets atteints de bronchite, était généralement parfaitement sain.

L'émétique fut, parmi les substances vomitives, celle que l'on employât le plus souvent. On y associait volontiers l'ipéca qui, dans les supersécrétions catarrhales quelles qu'elles soient, paraît jouir d'une propriété spéciale.

La médication vomitive, surtout vers la fin de l'épidémie, produisit, dans nombre de cas, des résultats fort avantageux ; nous citerons, pour exemple, les deux faits suivants, dans lesquels l'effet obtenu par ces agents thérapeutiques fut très-remarquable.

Un ouvrier d'Indret, âgé de 21 ans, entra, dans le courant du mois de mars, dans la salle 14, au n.° 31.

Lors de son arrivée, toux fréquente, oppression, crachats mucoso-purulents, râles sous-crépitants dans les deux côtés de la poitrine. Deux ou trois saignées furent pratiquées ; le sang était couenneux ; un vésicatoire fut appliqué sur le thorax.

Malgré l'emploi de cette médication, le malade n'éprouvait pas de soulagement notable ; les symptômes persistaient avec la même intensité, à peu de chose près.

Le 28 mars { *tartre stibié*, 15 *centigrammes.*
ipéca, 75 *centigrammes.*

Le malade vomit depuis neuf heures du matin jusqu'à six heures du soir ; plusieurs selles liquides, refroidissement de la peau pendant l'action du vomitif.

29, la toux et l'expectoration ont notablement diminué.

Les jours suivants, l'amélioration continue à marcher rapidement.

Le 28 mars, un militaire du 72.e entra au n.° 3 de la salle 14 ; il toussait depuis quelques mois ; mais, depuis 8 jours, il y avait exacerbation de la bronchite. Epistaxis répétées ; un peu de diarrhée ; l'expectoration était jaune, épaisse, mucoso-purulente ; le malade se plaignait de céphalalgie, de vertiges ; la peau était un peu chaude, le pouls fébrile.

Le 29 mars, *saign. bras.* { *Tartre stibié*, 15 *centigram.* *Ipéca*, 75 *centigrammes.*

Le 2 avril, convalescence ; cessation presque complète de la toux et de l'expectoration ; apyrexie.

Sort le 15 avril.

Lorsque la bronchite capillaire se compliqua de diphtérite, on employa les vomitifs, dans le but de favoriser l'expulsion des pseudomembranes qui tapissaient les voies aériennes; souvent la médication produisit l'effet qu'on en attendait, et l'on trouva dans les matières rejetées par les vomissements des lambeaux plus ou moins larges de fausses membranes. Le malade se trouvait ordinairement soulagé pendant quelques heures ; mais les fausses membranes se reproduisaient, et la dyspnée reparaissait avec toute son intensité.

Purgatifs. Ainsi que nous avons déjà eu l'occasion de le faire remarquer, il parut y avoir pendant le courant de l'épidémie de bronchite capillaire une sorte de solidarité entre les symptômes pectoraux et les symptômes abdominaux. Plusieurs fois on vit les accidents du catarrhe diminuer rapidement, lorsque chez un sujet atteint de bronchite, il survenait de la diarrhée. Quelquefois même la diarrhée dut être considérée comme une véritable crise et termina la maladie.

De semblables faits, nous engagèrent à tenter dans le traitement de la bronchite capillaire l'emploi des révulsifs sur la muqueuse intestinale, et, dans certains cas, nous eûmes à nous louer de cette médication.

Parmi les cas heureux de l'emploi des purgatifs, nous rapporterons le suivant :

Le nommé Gaillard, Pierre, grenadier au 72.e, entra le 25 mars à l'hôpital.

Depuis quelques jours céphalalgie, toux fréquente, râles sous-crépitants entendus des deux côtés, expectoration jaunâtre, oreillons, mouvement fébrile peu marqué. Un minoratif est administré, il donne lieu à des évacuations abondantes, à la suite desquelles disparaissent rapidement et complétement les oreillons, la toux, les râles et l'expectoration. Gaillard sort le 2 avril.

Anti-spasmodiques et stimulants diffusibles. — Dans quelques cas de bronchite suffocante, ayant égard à la rapidité avec laquelle était survenue l'orthopnée, à sa marche par accès qui, après une durée variable, se dissipaient parfois complétement, à la petitesse du pouls, au froid des extrémités, on eut recours aux anti-spasmodiques et aux stimulants diffusibles, dont l'effet est souvent si remarquable dans les accès d'asthme.

L'emploi de ces médicaments sembla momentanément soulager le malade ; ainsi, dans notre observation première, nous voyons un violent accès de dyspnée se dissiper à la suite de l'administration d'une potion éthérée. Le plus souvent on n'obtint aucun effet sensible, ni de l'éther, ni du castoréum, ni de l'acétate d'ammoniaque, etc.

Anti-Périodiques. — Parfois la bronchite capillaire suffocante présenta une périodicité si tranchée, qu'on crut devoir administrer le sulfate de quinine. Dans notre observation première, les accès ne parurent subir aucune modification de l'emploi du fébrifuge. Chez le malade de notre observation quinzième, dont les exacerbations étaient bien moins prononcées, on observa une amélioration après l'emploi du sulfate de quinine; mais ce temps d'arrêt dans la marche de la maladie doit-il être attribué à l'action du médicament?

Caustiques. — Dans les cas de diphtérites, on employa avec activité les cautérisations par le nitrate d'argent. La solution dont on faisait usage était composée avec eau, quatre parties; nitrate d'argent, une partie.

On répétait la cautérisation une ou deux fois par jour. L'affection diphtéritique se prolongeant souvent depuis le pharynx jusqu'aux dernières ramifications bronchiques, on conçoit qu'alors la cautérisation de l'arrière bouche ne pouvait avoir aucune efficacité, la maladie continuait de s'aggraver, et le malade succombait.

Dans plusieurs cas, au contraire, dans lesquels la sécrétion des fausses membranes était bornée à la région pharyngienne, les cautérisations réussirent à changer le mode d'irritation de la muqueuse et à triompher de la complication diphtéritique.

CHAPITRE DIXIÈME.

RAPPROCHEMENT ENTRE LA MALADIE DÉCRITE PAR LES ANCIENS SOUS LES NOMS DE *peripneumonia-notha*, *catarrhe suffocant*, *etc.*, ET LA BRONCHITE CAPILLAIRE. — INDICATION DES TRAVAUX MODERNES RELATIFS A CETTE DERNIÈRE MALADIE. — (Bibliographie.)

Au 1.er chapitre de ce mémoire, envisageant la bronchite capillaire sous le point de vue des constitutions médicales, nous avons tracé l'historique des principales épidémies catarrhales observées en Europe depuis l'an 1580 jusqu'à nos jours. Si maintenant on compare la description de ces épidémies à celle de la bronchite capillaire de 1841, on sera convaincu qu'aucune ne peut lui être assimilée, que la plupart présentent dans leurs symptômes et dans leur marche des différences qui en font des affections tout-à-fait distinctes, que les autres qui sembleraient s'en rapprocher sous quelques rapports, sont trop rapidement et trop succinctement décrites pour qu'il soit possible d'établir une comparaison exacte. Nous nous garderons bien de conclure que l'épidémie observée par nous est une maladie nouvelle, nous établirons seulement que nous n'avons pu trouver dans l'histoire des épidémies une description qui pût donner une connaissance exacte et complète de la bronchite capillaire telle que nous l'avons observée.

Considérant actuellement la bronchite capillaire comme espèce morbide et indépendamment des circonstances au milieu desquelles elle se développe, il nous reste à examiner si les principaux auteurs qui se sont occupés ex professo des maladies de poitrine, nous ont laissé aux articles *peripneumonia-notha*, catarrhe suffocant etc., quelque chose qui puisse se rapporter à l'affection aujourd'hui connue sous le nom de bronchite capillaire.

« La plupart des auteurs, dit Forestus, désignent, sous le nom de péripneumonie, une affection qui emporte le malade avec de la toux, de l'oppression et une fièvre lente sans ulcère, ni expectoration sanguinolente; si on appelle cette maladie péripneumonie, on conviendra qu'elle diffère beaucoup de la vraie, tant par la cause qui dépend d'une humeur tenue âcre et abondante tombée du cerveau sur les poumons, que par la gravité des symptômes. »

Forestus, a-t-il voulu, par cette distinction de la péripneumonie en vraie et en fausse désigner sous le nom de fausse péripneumonie la bronchite capillaire, c'est ce qu'il n'est pas facile de décider, d'après la description incomplète qu'il donne de cette maladie.

Stoll, au sujet de la *peripneumonia-notha*, s'exprime en ces termes : Il régna, pendant l'année 1778, une maladie qui avait beaucoup de rapport avec la péripneumonie ou la pleurésie, seulement elle était moins grave, elle atteignit surtout les cordonniers, les tisserands et les tailleurs ; fièvre légère, lassitude, perte d'appétit, constipation précédant la maladie, toux sans douleur, si ce n'est à l'épigastre, puis hémoptysie abondante ; tels étaient les symptômes qui constituaient ordinairement cette affection.

Il nous est encore impossible de reconnaître la bronchite capillaire dans cette description ; et la maladie dont parle Stoll ne nous paraît pas indiquée d'une manière assez précise pour qu'on puisse se faire une opinion bien arrêtée de sa nature et de la physionomie qu'elle présentait.

D'après Joseph Quarin, la *peripneumonia-notha* apparaît dans l'hiver ou au printemps. Cette maladie est fréquente chez les vieillards froids, pituiteux, catarrheux, son diagnostic est difficile, les symptômes sont les suivants : fatigue légère, débilité plus grande que de coutume, hébétude, torpeur des sens, tendance au sommeil, face d'un rouge livide, oppression, anxiété, pas de fièvre ou fièvre très-légère, vicissitude de chaud et de froid, augmentation de la dyspnée et de la débilité, douleur de tête s'aggravant pendant la toux, enfin beaucoup de symptômes que l'on observe ordinairement dans la péripneumonie. Peut-être s'agit-il ici de la bronchite capillaire, cependant ce que dit Joseph Quarin est bien vague, et peut tout aussi bien s'appliquer à la péripneumonie des vieillards. Il n'est pas fait mention, ni des caractères de la toux, ni de la nature de l'expectoration.

La description suivante, extraite du chapitre consacré

par Sydenham à la *peripneumonia-notha* se rapproche beaucoup plus de la bronchite capillaire. Tous les ans, dit cet illustre médecin, au commencement de l'hiver, le plus souvent à la fin de cette saison, il paraît une maladie qui s'accompagne de plusieurs des symptômes de la péripneumonie, elle attaque le plus souvent les gens gras, replets, surtout les vieillards, et principalement ceux qui font abus des liqueurs spiritueuses.

Dès que la fièvre commence, le malade éprouve des alternatives de froid et de chaud, on observe des vertiges, céphalalgie déchirante pendant la toux. Toute la poitrine est douloureuse, la respiration est fréquente et difficile, la toux s'accompagne d'un bruit rauque, le sang est recouvert de la couenne pleurétique ; quoique la fausse péripneumonie, ajoute Sydenham, ressemble à l'asthme sec par la difficulté de la respiration, elle en diffère néanmoins sensiblement en ce que l'asthme n'est jamais accompagné de fièvre, tandis que la fièvre et les signes d'inflammation sont manifestes, quoique beaucoup moins violents et plus obscurs que dans la vraie péripneumonie.

Sauvages désigne le catarrhe suffocant sous le nom de péripneumonia exanthematica; pour ce qui est des symptômes, il se borne à copier la description laissée par Sydenham.

Dans les œuvres de Fréd. Hoffman, on ne trouve rien qui puisse se rapporter à la *peripneumonia notha;* il est question seulement d'une maladie indiquée sous le nom de pleurésia-notha, mais il résulte clairement des détails donnés par l'auteur que l'affection ainsi désignée n'est autre que la pleurodynie.

Un peu plus loin, Hoffman fait mention d'une espèce de pleurésie bâtarde qui se développait assez fréquemment pendant la durée d'une fièvre catarrhale épidémique ; il est donné relativement aux symptômes offerts par la maladie peu d'éclaircissements ; cependant il est probable qu'il ne s'agissait plus seulement ici d'une pleurodynie. Il en résulterait donc qu'Hoffman aurait désigné sous le même nom deux maladies différentes ; ce qui prouve combien était vague et mal définie chez les anciens cette dénomination de *peripneumonia* et de *pleuresia notha.*

Nous trouvons dans Morgagni, non plus sous le nom de *peripneumonia-notha*, mais sous celui de catarrhe suffocant, une observation fort remarquable et qui se rapproche, à notre avis, beaucoup plus de la bronchite capillaire suffocante que tout ce que nous avons vu jusqu'ici. Un cardinal, âgé de 72 ans, pendant une épidémie catarrhale, en janvier 1730, fut atteint de l'affection régnante ; il ne prit aucune précaution, et bientôt sa maladie s'aggrava.

Le 26 janvier, expectoration abondante de crachats épais et jaunâtres, toux facile, décubitus indifférent, pas de douleur ni de chaleur à la poitrine, soif légère, langue humide et blanche, pouls un peu tendu, très-fréquent. La respiration s'accompagnait d'une ébullition catarrhale qui avait lieu dans les poumons.

Le 27, crachats nuls, respiration plus fréquente et plus haute, pouls mou, moins fréquent, toux continue. Mort tout à coup dans la nuit, à la suite de quelques mouvements.

Point de polypes dans le cœur. Poumons libres ; leur

surface est blanchâtre, comme enduite d'un vernis. Ces organes sont rendus plus pesants par la matière catarrhale qui sort en abondance des bronches, en quelque endroit qu'on les incise. Substance pulmonaire mollasse, loin d'être dense et compacte.

Dans cette observation, nous retrouvons la plupart des caractères distinctifs de la bronchite capillaire suffocante.

1.° Existence préalable d'un catarrhe aigu;

2.° Expectoration de crachats épais, jaunâtres;

3.° Accélération extrême du pouls;

4.° Mort survenue tout à coup, à la suite d'un mouvement;

5.° Mollesse de la substance pulmonaire et matière catarrhale contenue en abondance dans les bronches.

Le savant commentateur de Boerrhave, Van-Swieten, regarde la péripneumonie bâtarde comme due à une cacochymie pituiteuse, lente, qui obstrue les vaisseaux pulmonaires, maladie marchant lentement et d'une manière fallacieuse.

« Dans cette maladie, l'oppression très-grande, paraît réclamer la saignée aussi impérieusement que dans la péripneumonie ordinaire. En effet, la section de la veine diminue le resserrement de la poitrine et paraît d'abord soulager le malade; mais si elle est trop large ou trop répétée, elle augmente la lenteur pituiteuse de la circulation, cause matérielle de la péripneumonie bâtarde, et pour cela nuit.

Lorsque cette lente pituite commence à s'arrêter dans les vaisseaux du poumon, déjà elle met obstacle au passage du sang du cœur droit dans le cœur gauche. De là, les malades, par de grands efforts de respiration, s'efforcent de faciliter la circulation ; de là, ils sont oppressés et se plaignent d'une dyspnée et d'une anxiété fatigantes ; cependant, point de symptômes de fièvre ou de très-légers, quelques frissons vagues et irréguliers. Le poumon peu à peu s'embarrasse, la coarctation des voies respiratoires est perçue par les oreilles des assistants ; elle produit une sterteur désagréable. L'oppression et la débilité augmentent ; enfin, la circulation étant interrompue, le sang étouffe le malade, et la mort survient sans fièvre, pour ainsi dire. »

Ce qui semble frapper davantage Van Swieten, c'est la gêne de la circulation en général, et surtout de la circulation pulmonaire ; le malade lui paraît succomber à une asphyxie produite par un obstacle résidant dans les vaisseaux du poumon.

Parmi les auteurs anciens, Cullen est celui qui, selon nous, a décrit la bronchite capillaire suffocante avec le plus d'exactitude. Sa description est encore, il est vrai, incomplète ; cependant on y retrouve les principaux traits de la maladie, et ce qu'il en dit ne peut s'appliquer à aucune autre.

Cette maladie, qu'il désigne aussi lui sous le nom de péripneumonie bâtarde, apparaît, dit-il, dans les saisons pendant lesquelles règnent ordinairement les affections pneumoniques et catarrhales, c'est-à-dire, en automne et au printemps. Elle apparaît aussi pendant le règne des catarrhes contagieux, et c'est fréquemment sous la forme de péripneumonie bâtarde que ces catharres deviennent funestes aux personnes âgées.

La maladie débute ordinairement par les mêmes symptômes que les autres maladies fébriles. Les symptômes de pyrexie sont quelquefois suffisamment prononcés; mais, dans la plupart des cas, ils sont extrêmement modérés et quelquefois à peine sensibles.

La toux apparaît au début de la maladie; elle s'accompagne ordinairement d'un peu d'expectoration. Dans beaucoup de cas, le malade rejette une quantité considérable de mucus épais et opaque. La toux devient souvent fréquente et violente; elle s'accompagne quelquefois d'un mal de tête déchirant. La face est parfois injectée. Souvent on observe de l'assoupissement et des vertiges.

Constamment la maladie s'accompagne de dyspnée avec la sensation d'un rétrécissement de la poitrine, d'une douleur obscure dans le thorax. Le sang tiré se recouvre d'une couenne comme dans les affections inflammatoires. Souvent la maladie a seulement l'apparence d'un violent catarrhe, et, après l'emploi de quelques remèdes, elle se termine par une copieuse et facile expectoration. Dans d'autres cas les symptômes catarrheux et pyrétiques sont très-modérés et même légers; mais, après quelques jours, ces symptômes deviennent soudainement intenses, et amènent la mort du malade.

Telles sont les descriptions que les principaux auteurs anciens nous ont laissées dans leurs écrits au sujet de la *peripneumonia-notha* ou catarrhe suffocant.

Les conclusions que nous pouvons en tirer sont : 1.° que toutes ces descriptions sont incomplètes, et que la plupart laissent beaucoup à désirer ; 2.° que sous le nom de *péripneumonia-notha*, les anciens ont compris plusieurs maladies fort distinctes, et qui, sous le rapport du prognostic, doivent être séparées avec soin; 3.° que Van-Swieten, Morgagni et Cullen sont les seuls qui paraissent avoir bien observé la véritable bronchite suffocante.

Les travaux modernes, au sujet de la bronchite capillaire, sont fort peu nombreux. Laënnec regarde la *péripneumonia-notha*, l'angine bronchiale de Stoll et la fausse fluxion de poitrine des praticiens français du dernier siècle, comme une véritable péripneumonie avec abondante sécrétion bronchiale obscurcissant les symptômes de la péripneumonie.

Un peu plus loin, Laënnec admet quatre espèces de catarrhes suffocants: 1.° des vieillards, 2.° avec œdême du poumon, 3.° des mourants, 4.° des adultes et des enfants.

Le catarrhe suffocant des vieillards n'est, selon lui, qu'une exacerbation qui survient dans l'hiver ou au printemps chez des sujets atteints de catarrhes chroniques ou de phlegmorrhagies pulmonaires.

Quant au catarrhe suffocant des adultes et des enfants, cette variété, dit Laennec, ne paraît pas jusqu'ici avoir fixé l'attention des médecins; *elle est très-rare chez l'adulte;* chez les enfants en bas âge, elle est plus commune et souvent on la confond avec le croup. On la reconnaît au râle trachéal que l'on entend à l'oreille nue et à une suffocation imminente telle, que la face devient souvent livide. Cet accident est dû à un catarrhe aigu qui attaque la totalité ou une très-grande partie de la muqueuse pulmonaire; sa durée est de 24 ou 48 heures, ou au plus de quelques jours. Au bout de ce temps, le malade succombe, ou l'expectoration commence et fait cesser la suffocation. Tant que la suffocation persiste, il y a peu de toux, et l'expectoration presque nulle est entièrement pituiteuse.

Dans la clinique de M. Andral, nous ne trouvons qu'un seul exemple de bronchite capillaire. Le sujet de cette observation est un boulanger âgé de 20 ans qui, pendant le cours d'une rougeole, fut pris d'une bronchite suffocante caractérisée par une dyspnée extrême avec lividité de la face, crachats muqueux, résonnance de la poitrine, râle muqueux, disparition de l'éruption, fréquence et dureté du pouls. Le malade, après une amélioration qu'on attribua à l'emploi d'une médication anti-phlogistique énergique, éprouva une recrudescence des symptômes que nous avons décrits, et succomba rapidement.

A l'autopsie, on trouva une rougeur très-prononcée des bronches, s'étendant jusque dans les plus petites divisions, quelques concrétions blanches membraniformes, le parenchyme pulmonaire sain partout crépitant; un caillot d'un noir-foncé remplissant les cavités droites.

Dans la clinique de M. Bouillaud, au chapitre bronchite, ont lit plusieurs observations de catarrhe dans lesquelles, suivant l'auteur, l'inflammation s'étendait jusqu'aux petites bronches, mais qui cependant ne s'accompagnaient d'aucun des symptômes qui caractérisent la bronchite capillaire proprement dite.

Les auteurs du *compendium*, en commençant l'article qu'ils ont consacré à la bronchite capillaire, se plaignent de ce que l'étude de cette maladie, suivant eux très-commune, ait été jusqu'ici presque complétement négligée, et de ce que, malgré leurs recherches, ils n'aient pu se procurer sur ce sujet que des documents rares et incomplets qui les mettent dans l'impossibilité de donner une bonne description de la maladie.

Dans leur article, il est peu question de la bronchite capillaire chez les adultes, et presque tout ce qu'on y lit se rapporte à la bronchite capillaire des vieillards et à la pneumonie lobulaire des enfants nouveaux-nés.

Quant aux recueils périodiques dans lesquels il nous a été donné de faire des recherches, nous n'y avons absolument rien trouvé, si ce n'est dans le numéro des archives du mois de mars 1841.

Dans ce journal se trouve consignée une observation de bronchite capillaire suffocante, recueillie par M. le docteur Fauvel.

Au titre de cette observation se trouve annexée une note de l'auteur, qui vient à l'appui de la distinction entre la bronchite capillaire suffocante et la bronchite capillaire simple.

J'ai ajouté, dit M. Fauvel, dans cette note à l'expression de bronchite capillaire, la qualification de suffocante, qui rend bien la physionomie particulière de la maladie, afin de distinguer celle-ci de la phlegmasie capillaire limitée, que l'on observe très-fréquemment, et qui ne se traduit pas par les mêmes phénomènes. La bronchite capillaire suffocante, ajoute l'auteur, lorsqu'elle est dégagée de toute complication, est une affection encore si peu connue, que l'on me saura gré d'avoir rapporté ce cas avec détail.

Nous ne pensons pas devoir vous relater l'observation de M. Fauvel, nous remarquerons seulement qu'elle se rapporte exactement à nos propres observations, tant sous le rapport des symptômes que sous celui des lésions cadavériques. Nous ajouterons que le malade de M. Fauvel entra à l'Hôtel-Dieu de Paris dans le courant du mois de janvier 1841, et qu'à dater de cette époque jusqu'à la publication de l'article en question, trois nouveaux cas absolument analogues ont été observés dans le même hôpital.

NANTES, IMPRIMERIE DE CAMILLE MELLINET. — 33,302.

www.ingramcontent.com/pod-product-compliance
Ingram Content Group UK Ltd.
Pitfield, Milton Keynes, MK11 3LW, UK
UKHW020249250726
13967UKWH00004B/1584

9 782013 04196